Diät & Fitness Tagebuch

STRONG WOMAN

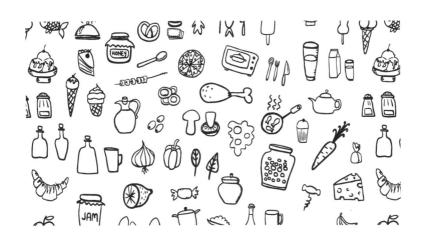

Haftungsausschluss

Der Inhalt dieses Buches wurde mit großer Sorgfalt geprüft und erstellt. Für die Vollständigkeit, Richtigkeit und Aktualität der Inhalte kann jedoch keine Garantie oder Gewähr übernommen werden. Der Inhalt dieses Buches repräsentieren die persönliche Erfahrung und Meinung des Autors und dient nur dem Unterhaltungszweck. Der Inhalt sollte nicht mit medizinischer Hilfe verwechselt werden. Es wird keine juristische Verantwortung oder Haftung für Schäden übernommen, die durch kontraproduktive Ausübung oder durch Fehler des Lesers entstehen. Es kann auch keine Garantie für Erfolg übernommen werden. Der Autor übernimmt daher keine Verantwortung für das Nicht-Erreichen der im Buch beschriebenen Ziele.

DANKE FÜR DEINE UNTERSTÜTZUNG

Ich möchte mich an dieser Stelle für deine Unterstützung bedanken!

Ich habe in die Fertigstellung sehr viel Herzblut gesteckt und darauf geachtet, dass wirklich alle Bedürfnisse durch dieses Buch abgedeckt werden.

Ich hoffe, dass du dich mit dem Buch gut zurecht finden wirst und wünsche dir viel Spaß beim täglichen Eintragen!

Als kleines Dankeschön möchte ich dir an dieser Stelle ein **Low Carb Kochbuch komplett kostenlos schenken!**

Rufe dafür einfach folgende Internetadresse auf. Du musst weder deine E-Mail Adresse eintragen oder sonst irgendetwas dafür tun - 100% kostenlos! :)

http://gratiskochbuch.funnelcockpit.com/kochbuch/

oder alternativ: https://goo.gl/yng7XW

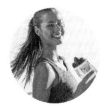

*Liebe Grüße und **viel Erfolg** auf deinem Weg*

LEA J.

VORHER

-> BILD ODER BILDER EINKLEBEN (FALLS KEIN BILD VORHANDEN: AKTUELLES GEWICHT GROß HINEINSCHREIBEN)

(TAG) ESSEN UND TRINKEN

FRÜHSTÜCK   SNACKS

....
....
....
.... KALORIEN   .... KALORIEN

MITTAGESSEN   ABENDESSEN

....
....
....
.... KALORIEN   .... KALORIEN

GESAMTKALORIEN: ....   ZIELKALORIEN: ....

DEFIZIT: ☺ ☐
ÜBERSCHUSS: ☹ ☐

BEWEGUNG & FITNESS

AKTIVITÄT / FITNESSÜBUNG	WIEDERHOLUNGEN	ZEIT
....	....	....
....	....	....
....	....	....
....	....	....
....	....	....

SCHLAFDAUER   GEWICHT 56,3   PROTEIN   TAGESZIEL ✗ ✓

CA. 1,5 BIS 2 LITER WASSER TÄGLICH
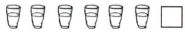

TAG

ESSEN UND TRINKEN

FRÜHSTÜCK

SNACKS

....
....
....

MITTAGESSEN   KALORIEN

ABENDESSEN   KALORIEN

....
....
....
.... KALORIEN
.... KALORIEN

GESAMTKALORIEN: ....

ZIELKALORIEN: ....

DEFIZIT: ☺ ☐
ÜBERSCHUSS: ☹ ☐

BEWEGUNG & FITNESS

AKTIVITÄT / FITNESSÜBUNG	WIEDERHOLUNGEN	ZEIT
....	....	....
....	....	....
....	....	....
....	....	....
....	....	....

SCHLAFDAUER   GEWICHT   PROTEIN   TAGESZIEL
                                                 ✖ ✔

CA. 1,5 BIS 2 LITER WASSER TÄGLICH

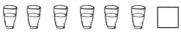

TAG

ESSEN UND TRINKEN

FRÜHSTÜCK

-- ....
-- ....
-- ....
-- KALORIEN

SNACKS

-- ....
-- ....
-- ....
-- KALORIEN

MITTAGESSEN

-- ....
-- ....
-- ....
-- KALORIEN

ABENDESSEN

-- ....
-- ....
-- ....
-- KALORIEN

GESAMTKALORIEN: .... ZIELKALORIEN: ....

DEFIZIT: ☺ ☐
ÜBERSCHUSS: ☹ ☐

BEWEGUNG & FITNESS

AKTIVITÄT / FITNESSÜBUNG	WIEDERHOLUNGEN	ZEIT
--	------------------	----------
--	------------------	----------
--	------------------	----------
--	------------------	----------
--	------------------	----------

SCHLAFDAUER .... GEWICHT .... PROTEIN .... TAGESZIEL ✗ ✓

CA. 1,5 BIS 2 LITER WASSER TÄGLICH

🥛 🥛 🥛 🥛 🥛 🥛 ☐

TAG

ESSEN UND TRINKEN

FRÜHSTÜCK

....
....
....
....
KALORIEN

SNACKS

....
....
....
....
KALORIEN

MITTAGESSEN

....
....
....
....
KALORIEN

ABENDESSEN

....
....
....
....
KALORIEN

GESAMTKALORIEN: ....

ZIELKALORIEN: ....

DEFIZIT: 🙂 ☐
ÜBERSCHUSS: 🙁 ☐

BEWEGUNG & FITNESS

AKTIVITÄT / FITNESSÜBUNG	WIEDERHOLUNGEN	ZEIT
....	....	....
....	....	....
....	....	....
....	....	....
....	....	....

SCHLAFDAUER   GEWICHT   PROTEIN   TAGESZIEL
    ....   ✖ ✔

CA. 1,5 BIS 2 LITER WASSER TÄGLICH

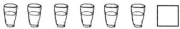

(TAG)

ESSEN UND TRINKEN

FRÜHSTÜCK

SNACKS

....
....
....
....
.... KALORIEN   .... KALORIEN

MITTAGESSEN

ABENDESSEN

....
....
....
....
.... KALORIEN   .... KALORIEN

GESAMTKALORIEN: ....   ZIELKALORIEN: ....

DEFIZIT: ☺ ☐
ÜBERSCHUSS: ☹ ☐

BEWEGUNG & FITNESS

AKTIVITÄT / FITNESSÜBUNG	WIEDERHOLUNGEN	ZEIT
....	....	....
....	....	....
....	....	....
....	....	....
....	....	....

SCHLAFDAUER   GEWICHT   PROTEIN   TAGESZIEL
                                         ✘   ✓

CA. 1,5 BIS 2 LITER WASSER TÄGLICH

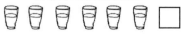

(TAG)
....

ESSEN UND TRINKEN

FRÜHSTÜCK   SNACKS

.... KALORIEN   .... KALORIEN
.... KALORIEN   .... KALORIEN
.... KALORIEN   .... KALORIEN
.... KALORIEN   .... KALORIEN

MITTAGESSEN   ABENDESSEN

.... KALORIEN   .... KALORIEN
.... KALORIEN   .... KALORIEN
.... KALORIEN   .... KALORIEN
.... KALORIEN   .... KALORIEN

GESAMTKALORIEN: ....   ZIELKALORIEN: ....

DEFIZIT: ☺ ☐
ÜBERSCHUSS: ☹ ☐

BEWEGUNG & FITNESS

AKTIVITÄT / FITNESSÜBUNG	WIEDERHOLUNGEN	ZEIT
....	....	....
....	....	....
....	....	....
....	....	....
....	....	....

SCHLAFDAUER   GEWICHT   PROTEIN   TAGESZIEL
....   ✗ ✓

CA. 1,5 BIS 2 LITER WASSER TÄGLICH

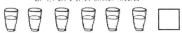

MEINE KÖRPERMAßE

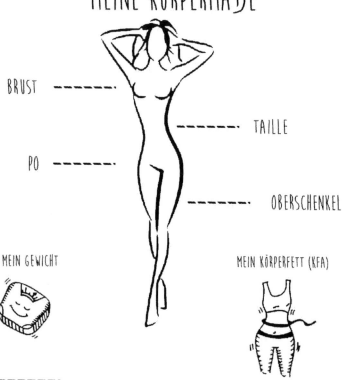

BRUST ------

------ TAILLE

PO ------

------ OBERSCHENKEL

MEIN GEWICHT

MEIN KÖRPERFETT (KFA)

VERÄNDERUNGEN (DIFFERENZ: + ODER -)

GEWICHT: TAILLE: PO:

KFA: BRUST: BEINE:

NOTIZEN & GEDANKEN

GESUNDHEITLICHER ZUSTAND

GEMÜTSZUSTAND

POSITIVE ERLEBNISSE / FORTSCHRITTE

NEGATIVE ERLEBNISSE / RÜCKSCHRITTE

LEARNINGS & ZIELE / VERBESSERUNG

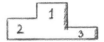

TAG _____

ESSEN UND TRINKEN

FRÜHSTÜCK   **SNACKS**

....

....

....

.... **KALORIEN**   .... **KALORIEN**

MITTAGESSEN   **ABENDESSEN**

....

....

....

.... **KALORIEN**   .... **KALORIEN**

GESAMTKALORIEN: ....   ZIELKALORIEN: ....

DEFIZIT: ☺ ☐
ÜBERSCHUSS: ☹ ☐

BEWEGUNG & FITNESS

AKTIVITÄT / FITNESSÜBUNG	WIEDERHOLUNGEN	ZEIT
....	....	....
....	....	....
....	....	....
....	....	....
....	....	....

SCHLAFDAUER   GEWICHT   PROTEIN   TAGESZIEL ✘ ✔

CA. 1,5 BIS 2 LITER WASSER TÄGLICH

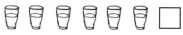

TAG

ESSEN UND TRINKEN

FRÜHSTÜCK

....
....
....
.... KALORIEN

MITTAGESSEN

....
....
....
.... KALORIEN

SNACKS

....
....
....
.... KALORIEN

ABENDESSEN

....
....
....
.... KALORIEN

GESAMTKALORIEN: .... ZIELKALORIEN: ....

DEFIZIT: ☺ ☐
ÜBERSCHUSS: ☹ ☐

BEWEGUNG & FITNESS

AKTIVITÄT / FITNESSÜBUNG	WIEDERHOLUNGEN	ZEIT
....	....	....
....	....	....
....	....	....
....	....	....

SCHLAFDAUER _____   GEWICHT _____   PROTEIN _____   TAGESZIEL ✗ ✓

CA. 1,5 BIS 2 LITER WASSER TÄGLICH

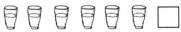

(TAG) **ESSEN UND TRINKEN**

FRÜHSTÜCK   SNACKS

....
....
....
....
                                  KALORIEN   KALORIEN

MITTAGESSEN   ABENDESSEN

....
....
....
....
                                  KALORIEN   KALORIEN

GESAMTKALORIEN: ....   ZIELKALORIEN: ....

DEFIZIT: ☺ ☐
ÜBERSCHUSS: ☹ ☐   **BEWEGUNG & FITNESS**

AKTIVITÄT / FITNESSÜBUNG   WIEDERHOLUNGEN   ZEIT

....
....
....
....
....

SCHLAFDAUER   GEWICHT   PROTEIN   TAGESZIEL
                                                   ✗ ✓

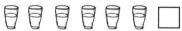

CA. 1,5 BIS 2 LITER WASSER TÄGLICH

TAG

ESSEN UND TRINKEN

FRÜHSTÜCK

....
....
....
.... KALORIEN

SNACKS

....
....
....
.... KALORIEN

MITTAGESSEN

....
....
....
.... KALORIEN

ABENDESSEN

....
....
....
.... KALORIEN

GESAMTKALORIEN: ....   ZIELKALORIEN: ....

DEFIZIT: ☺ ☐
ÜBERSCHUSS: ☹ ☐

BEWEGUNG & FITNESS

AKTIVITÄT / FITNESSÜBUNG	WIEDERHOLUNGEN	ZEIT
....	....	....
....	....	....
....	....	....
....	....	....
....	....	....

SCHLAFDAUER   GEWICHT   PROTEIN   TAGESZIEL ✘ ✓

CA. 1,5 BIS 2 LITER WASSER TÄGLICH

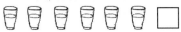

TAG

ESSEN UND TRINKEN

FRÜHSTÜCK

....
....
....
.... KALORIEN

MITTAGESSEN

....
....
.... KALORIEN

SNACKS

....
....
....
.... KALORIEN

ABENDESSEN

....
....
.... KALORIEN

GESAMTKALORIEN: .... **ZIELKALORIEN:** ....

DEFIZIT: ☺ ☐
ÜBERSCHUSS: ☹ ☐

BEWEGUNG & FITNESS

AKTIVITÄT / FITNESSÜBUNG	WIEDERHOLUNGEN	ZEIT
....	....	....
....	....	....
....	....	....
....	....	....
....	....	....

SCHLAFDAUER .... GEWICHT .... PROTEIN .... TAGESZIEL ✗ ✓

CA. 1,5 BIS 2 LITER WASSER TÄGLICH

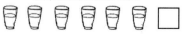

TAG _____

ESSEN UND TRINKEN

FRÜHSTÜCK   SNACKS

....
....
....
.... KALORIEN

MITTAGESSEN   ABENDESSEN

....
....
....
.... KALORIEN

GESAMTKALORIEN: ....   ZIELKALORIEN: ....

DEFIZIT: 🙂 ☐
ÜBERSCHUSS: 🙁 ☐

BEWEGUNG & FITNESS

AKTIVITÄT / FITNESSÜBUNG	WIEDERHOLUNGEN	ZEIT
....	....	....
....	....	....
....	....	....
....	....	....
....	....	....

SCHLAFDAUER   GEWICHT   PROTEIN   TAGESZIEL
....   ✖ ✔

CA. 1,5 BIS 2 LITER WASSER TÄGLICH

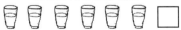

(TAG)

ESSEN UND TRINKEN

FRÜHSTÜCK

SNACKS

------------------------------- ....
------------------------------- ....
------------------------------- ....
------------------------------- KALORIEN

------------------------------- ....
------------------------------- ....
------------------------------- ....
------------------------------- KALORIEN

MITTAGESSEN

ABENDESSEN

------------------------------- ....
------------------------------- ....
------------------------------- ....
------------------------------- KALORIEN

------------------------------- ....
------------------------------- ....
------------------------------- ....
------------------------------- KALORIEN

GESAMTKALORIEN: .... ZIELKALORIEN: ....

DEFIZIT: ☺ ☐
ÜBERSCHUSS: ☹ ☐

BEWEGUNG & FITNESS

AKTIVITÄT / FITNESSÜBUNG	WIEDERHOLUNGEN	ZEIT
-------------------------------	-------------------------	------------
-------------------------------	-------------------------	------------
-------------------------------	-------------------------	------------
-------------------------------	-------------------------	------------
-------------------------------	-------------------------	------------

SCHLAFDAUER .... GEWICHT .... PROTEIN .... TAGESZIEL ✗ ✓

CA. 1,5 BIS 2 LITER WASSER TÄGLICH

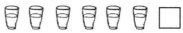

TAG

ESSEN UND TRINKEN

FRÜHSTÜCK

....
....
....
.... KALORIEN

SNACKS

....
....
....
.... KALORIEN

MITTAGESSEN

....
....
....
.... KALORIEN

ABENDESSEN

....
....
....
.... KALORIEN

GESAMTKALORIEN: .... ZIELKALORIEN: ....

DEFIZIT: 😊 ☐
ÜBERSCHUSS: 😞 ☐

BEWEGUNG & FITNESS

AKTIVITÄT / FITNESSÜBUNG	WIEDERHOLUNGEN	ZEIT
....	....	....
....	....	....
....	....	....
....	....	....
....	....	....

SCHLAFDAUER GEWICHT PROTEIN TAGESZIEL
.... ✗ ✓

CA. 1,5 BIS 2 LITER WASSER TÄGLICH

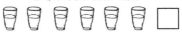

MEINE KÖRPERMASSE

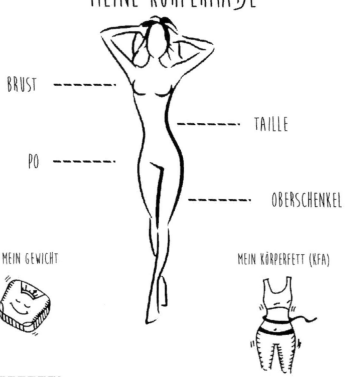

BRUST -------

------- TAILLE

PO -------

------- OBERSCHENKEL

MEIN GEWICHT

MEIN KÖRPERFETT (KFA)

VERÄNDERUNGEN (DIFFERENZ: + ODER -)

GEWICHT: TAILLE: PO:

KFA: BRUST: BEINE:

NOTIZEN & GEDANKEN

GESUNDHEITLICHER ZUSTAND

GEMÜTSZUSTAND

POSITIVE ERLEBNISSE / FORTSCHRITTE

NEGATIVE ERLEBNISSE / RÜCKSCHRITTE

LEARNINGS & ZIELE / VERBESSERUNG
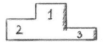

TAG — ESSEN UND TRINKEN

FRÜHSTÜCK

....
....
....
.... KALORIEN

MITTAGESSEN

....
....
....
.... KALORIEN

SNACKS

....
....
....
.... KALORIEN

ABENDESSEN

....
....
....
.... KALORIEN

GESAMTKALORIEN: .... ZIELKALORIEN: ....

DEFIZIT: ☺ ☐
ÜBERSCHUSS: ☹ ☐

BEWEGUNG & FITNESS

AKTIVITÄT / FITNESSÜBUNG	WIEDERHOLUNGEN	ZEIT
....	....	....
....	....	....
....	....	....
....	....	....
....	....	....

SCHLAFDAUER   GEWICHT   PROTEIN   TAGESZIEL ✘ ✓

CA. 1,5 BIS 2 LITER WASSER TÄGLICH

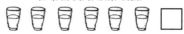

TAG

ESSEN UND TRINKEN

FRÜHSTÜCK

SNACKS

....
....
....

KALORIEN   KALORIEN

MITTAGESSEN   ### ABENDESSEN

....
....
....

KALORIEN   KALORIEN

GESAMTKALORIEN: ....   ZIELKALORIEN: ....

DEFIZIT: 😊 ☐
ÜBERSCHUSS: 😟 ☐

BEWEGUNG & FITNESS

AKTIVITÄT / FITNESSÜBUNG	WIEDERHOLUNGEN	ZEIT
....	....	....
....	....	....
....	....	....
....	....	....
....	....	....

SCHLAFDAUER	GEWICHT	PROTEIN	TAGESZIEL
....	....	....	✖ ✔

CA. 1,5 BIS 2 LITER WASSER TÄGLICH

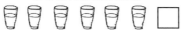

TAG

ESSEN UND TRINKEN

FRÜHSTÜCK   SNACKS

....
....
....
.... KALORIEN   .... KALORIEN

MITTAGESSEN   ABENDESSEN

....
....
....
.... KALORIEN   .... KALORIEN

GESAMTKALORIEN: ....   ZIELKALORIEN: ....

DEFIZIT: ☺ ☐
ÜBERSCHUSS: ☹ ☐

BEWEGUNG & FITNESS

AKTIVITÄT / FITNESSÜBUNG	WIEDERHOLUNGEN	ZEIT
....	....	....
....	....	....
....	....	....
....	....	....
....	....	....

SCHLAFDAUER   GEWICHT   PROTEIN   TAGESZIEL
                                                         ✘ ✓

CA. 1,5 BIS 2 LITER WASSER TÄGLICH

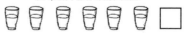

TAG

ESSEN UND TRINKEN

FRÜHSTÜCK

SNACKS

----------------------------- ....
----------------------------- ....
----------------------------- ....
----------------------------- ....
----------------------------- ....
----------------------------- ....
----------------------------- KALORIEN
----------------------------- KALORIEN

MITTAGESSEN

ABENDESSEN

----------------------------- ....
----------------------------- ....
----------------------------- ....
----------------------------- ....
----------------------------- ....
----------------------------- ....
----------------------------- KALORIEN
----------------------------- KALORIEN

GESAMTKALORIEN: ....   ZIELKALORIEN: ....

DEFIZIT: ☺ ☐
ÜBERSCHUSS: ☹ ☐

BEWEGUNG & FITNESS

AKTIVITÄT / FITNESSÜBUNG	WIEDERHOLUNGEN	ZEIT
--------------------------------	-------------------------	------------
--------------------------------	-------------------------	------------
--------------------------------	-------------------------	------------
--------------------------------	-------------------------	------------
--------------------------------	-------------------------	------------

SCHLAFDAUER ....   GEWICHT ....   PROTEIN ....   TAGESZIEL ✗ ✓

CA. 1,5 BIS 2 LITER WASSER TÄGLICH

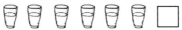

TAG

ESSEN UND TRINKEN

FRÜHSTÜCK

....
....
....
.... KALORIEN

MITTAGESSEN

....
....
....
.... KALORIEN

SNACKS

....
....
....
.... KALORIEN

ABENDESSEN

....
....
....
.... KALORIEN

GESAMTKALORIEN: ....   ZIELKALORIEN: ....

DEFIZIT: ☺ ☐
ÜBERSCHUSS: ☹ ☐

BEWEGUNG & FITNESS

AKTIVITÄT / FITNESSÜBUNG	WIEDERHOLUNGEN	ZEIT
....	....	....
....	....	....
....	....	....
....	....	....
....	....	....

SCHLAFDAUER   GEWICHT   PROTEIN   TAGESZIEL ✘ ✔

CA. 1,5 BIS 2 LITER WASSER TÄGLICH

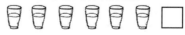

TAG

ESSEN UND TRINKEN

FRÜHSTÜCK

....
....
....

SNACKS

....
....
....

MITTAGESSEN
KALORIEN

....
....
....
KALORIEN

ABENDESSEN
KALORIEN

....
....
....
KALORIEN

GESAMTKALORIEN: ....
ZIELKALORIEN: ....

DEFIZIT: ☺ ☐
ÜBERSCHUSS: ☹ ☐

BEWEGUNG & FITNESS

AKTIVITÄT / FITNESSÜBUNG	WIEDERHOLUNGEN	ZEIT
....	....	....
....	....	....
....	....	....
....	....	....
....	....	....

SCHLAFDAUER   GEWICHT   PROTEIN   TAGESZIEL

CA. 1,5 BIS 2 LITER WASSER TÄGLICH

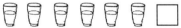

(TAG) **ESSEN UND TRINKEN**

FRÜHSTÜCK   SNACKS

....
....
....
.... KALORIEN   .... KALORIEN

MITTAGESSEN   ABENDESSEN

....
....
....
.... KALORIEN   .... KALORIEN

GESAMTKALORIEN: ....   ZIELKALORIEN: ....

DEFIZIT: ☺ ☐
ÜBERSCHUSS: ☹ ☐   **BEWEGUNG & FITNESS**

AKTIVITÄT / FITNESSÜBUNG   WIEDERHOLUNGEN   ZEIT

....
....
....
....
....

SCHLAFDAUER   GEWICHT   PROTEIN   TAGESZIEL
                                                      ✘ ✓

CA. 1,5 BIS 2 LITER WASSER TÄGLICH

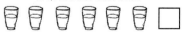

(TAG) ESSEN UND TRINKEN

FRÜHSTÜCK　　　　　　　　　SNACKS

....
....
....
.... KALORIEN   .... KALORIEN

MITTAGESSEN　　　　　　　　ABENDESSEN

....
....
....
.... KALORIEN   .... KALORIEN

GESAMTKALORIEN: ....   ZIELKALORIEN: ....

DEFIZIT: ☺ ☐
ÜBERSCHUSS: ☹ ☐　　　BEWEGUNG & FITNESS

AKTIVITÄT / FITNESSÜBUNG　　　WIEDERHOLUNGEN　　ZEIT

....
....
....
....
....

SCHLAFDAUER　　　GEWICHT　　　PROTEIN　　　TAGESZIEL
　　　　　　　　　　　　　　　　　　　　　　　　✖　✓

CA. 1,5 BIS 2 LITER WASSER TÄGLICH

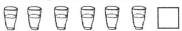

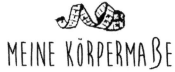

MEINE KÖRPERMAßE

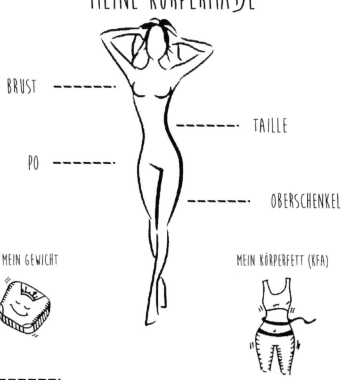

BRUST ------

------ TAILLE

PO ------

------ OBERSCHENKEL

MEIN GEWICHT

MEIN KÖRPERFETT (KFA)

VERÄNDERUNGEN (DIFFERENZ: + ODER -)

GEWICHT: TAILLE: PO:

KFA: BRUST: BEINE:

NOTIZEN & GEDANKEN

GESUNDHEITLICHER ZUSTAND

GEMÜTSZUSTAND

POSITIVE ERLEBNISSE / FORTSCHRITTE

NEGATIVE ERLEBNISSE / RÜCKSCHRITTE

LEARNINGS & ZIELE / VERBESSERUNG

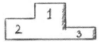

TAG

ESSEN UND TRINKEN

FRÜHSTÜCK

....
....
....
.... KALORIEN

SNACKS

....
....
....
.... KALORIEN

MITTAGESSEN

....
....
....
.... KALORIEN

ABENDESSEN

....
....
....
.... KALORIEN

GESAMTKALORIEN: .... ZIELKALORIEN: ....

DEFIZIT: ☺ ☐
ÜBERSCHUSS: ☹ ☐

BEWEGUNG & FITNESS

AKTIVITÄT / FITNESSÜBUNG	WIEDERHOLUNGEN	ZEIT
....	....	....
....	....	....
....	....	....
....	....	....
....	....	....

SCHLAFDAUER   GEWICHT   PROTEIN   TAGESZIEL ✗ ✓

CA. 1,5 BIS 2 LITER WASSER TÄGLICH

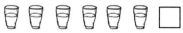

TAG

ESSEN UND TRINKEN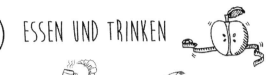

FRÜHSTÜCK

....
....
....
.... KALORIEN

MITTAGESSEN

....
....
....
.... KALORIEN

SNACKS

....
....
....
.... KALORIEN

ABENDESSEN

....
....
....
.... KALORIEN

GESAMTKALORIEN: .... ZIELKALORIEN: ....

DEFIZIT: 😊 ☐
ÜBERSCHUSS: ☹ ☐

BEWEGUNG & FITNESS

AKTIVITÄT / FITNESSÜBUNG	WIEDERHOLUNGEN	ZEIT
....	....	....
....	....	....
....	....	....
....	....	....
....	....	....

SCHLAFDAUER .... GEWICHT .... PROTEIN .... TAGESZIEL ✖ ✔

CA. 1,5 BIS 2 LITER WASSER TÄGLICH

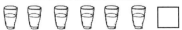

TAG — ESSEN UND TRINKEN

FRÜHSTÜCK

------------------------------- ....
------------------------------- ....
------------------------------- ....
------------------------------- ....
                         KALORIEN

MITTAGESSEN

------------------------------- ....
------------------------------- ....
------------------------------- ....
------------------------------- ....
                         KALORIEN

SNACKS

------------------------------- ....
------------------------------- ....
------------------------------- ....
------------------------------- ....
                         KALORIEN

ABENDESSEN

------------------------------- ....
------------------------------- ....
------------------------------- ....
------------------------------- ....
                         KALORIEN

GESAMTKALORIEN: ....   ZIELKALORIEN: ....

DEFIZIT: ☺ ☐
ÜBERSCHUSS: ☹ ☐

BEWEGUNG & FITNESS

AKTIVITÄT / FITNESSÜBUNG	WIEDERHOLUNGEN	ZEIT
-------------------------------	-------------------------------	-------------
-------------------------------	-------------------------------	-------------
-------------------------------	-------------------------------	-------------
-------------------------------	-------------------------------	-------------
-------------------------------	-------------------------------	-------------

SCHLAFDAUER ....   GEWICHT ....   PROTEIN ....   TAGESZIEL ✗ ✓

CA. 1,5 BIS 2 LITER WASSER TÄGLICH

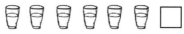

TAG

ESSEN UND TRINKEN

FRÜHSTÜCK

....
....
....
.... KALORIEN

MITTAGESSEN

....
....
....
.... KALORIEN

SNACKS

....
....
....
.... KALORIEN

ABENDESSEN

....
....
....
.... KALORIEN

GESAMTKALORIEN: .... ZIELKALORIEN: ....

DEFIZIT: ☺ ☐
ÜBERSCHUSS: ☹ ☐

BEWEGUNG & FITNESS

AKTIVITÄT / FITNESSÜBUNG	WIEDERHOLUNGEN	ZEIT
....	....	....
....	....	....
....	....	....
....	....	....
....	....	....

SCHLAFDAUER .... GEWICHT .... PROTEIN .... TAGESZIEL ✖ ✓

CA. 1,5 BIS 2 LITER WASSER TÄGLICH

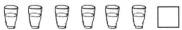

TAG ___ ESSEN UND TRINKEN

FRÜHSTÜCK
....
....
....
.... KALORIEN

SNACKS
....
....
....
.... KALORIEN

MITTAGESSEN
....
....
....
.... KALORIEN

ABENDESSEN
....
....
....
.... KALORIEN

GESAMTKALORIEN: .... ZIELKALORIEN: ....

DEFIZIT: ☺ ☐
ÜBERSCHUSS: ☹ ☐

BEWEGUNG & FITNESS

AKTIVITÄT / FITNESSÜBUNG	WIEDERHOLUNGEN	ZEIT
....	....	....
....	....	....
....	....	....
....	....	....
....	....	....

SCHLAFDAUER .... GEWICHT .... PROTEIN .... TAGESZIEL ✘ ✓

CA. 1,5 BIS 2 LITER WASSER TÄGLICH

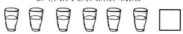

TAG — ESSEN UND TRINKEN

FRÜHSTÜCK   SNACKS

....
....
....
.... KALORIEN   .... KALORIEN

MITTAGESSEN   ABENDESSEN

....
....
....
.... KALORIEN   .... KALORIEN

GESAMTKALORIEN: ....   ZIELKALORIEN: ....

DEFIZIT: ☐
ÜBERSCHUSS: ☐

BEWEGUNG & FITNESS

AKTIVITÄT / FITNESSÜBUNG   WIEDERHOLUNGEN   ZEIT

....
....
....
....
....

SCHLAFDAUER   GEWICHT   PROTEIN   TAGESZIEL
                                                  ✖ ✓

CA. 1,5 BIS 2 LITER WASSER TÄGLICH

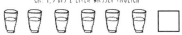

TAG

ESSEN UND TRINKEN

FRÜHSTÜCK

....
....
....
.... KALORIEN

SNACKS

....
....
....
.... KALORIEN

MITTAGESSEN

....
....
....
.... KALORIEN

ABENDESSEN

....
....
....
.... KALORIEN

GESAMTKALORIEN: .... ZIELKALORIEN: ....

DEFIZIT: ☺ ☐
ÜBERSCHUSS: ☹ ☐

BEWEGUNG & FITNESS

AKTIVITÄT / FITNESSÜBUNG	WIEDERHOLUNGEN	ZEIT
....	....	....
....	....	....
....	....	....
....	....	....
....	....	....

SCHLAFDAUER _____   GEWICHT _____   PROTEIN _____   TAGESZIEL ✘ ✓

CA. 1,5 BIS 2 LITER WASSER TÄGLICH

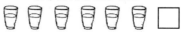

TAG

ESSEN UND TRINKEN

FRÜHSTÜCK

....
....
....
.... KALORIEN

SNACKS

....
....
....
.... KALORIEN

MITTAGESSEN

....
....
....
.... KALORIEN

ABENDESSEN

....
....
....
.... KALORIEN

GESAMTKALORIEN: ....   ZIELKALORIEN: ....

DEFIZIT: ☺ ☐
ÜBERSCHUSS: ☹ ☐

BEWEGUNG & FITNESS

AKTIVITÄT / FITNESSÜBUNG	WIEDERHOLUNGEN	ZEIT
....	....	....
....	....	....
....	....	....
....	....	....
....	....	....

SCHLAFDAUER   GEWICHT   PROTEIN   TAGESZIEL
✗ ✓

CA. 1,5 BIS 2 LITER WASSER TÄGLICH

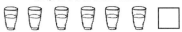

MEINE KÖRPERMAßE

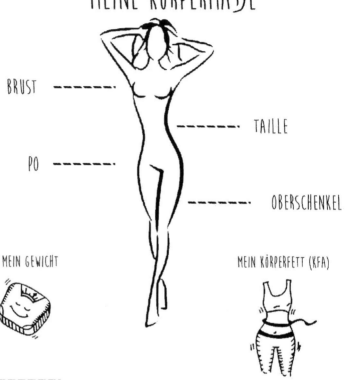

BRUST -------

------- TAILLE

PO -------

------- OBERSCHENKEL

MEIN GEWICHT

MEIN KÖRPERFETT (KFA)

VERÄNDERUNGEN (DIFFERENZ: + ODER -)

GEWICHT:		TAILLE:		PO:

KFA:		BRUST:		BEINE:

NOTIZEN & GEDANKEN

GESUNDHEITLICHER ZUSTAND

GEMÜTSZUSTAND

POSITIVE ERLEBNISSE / FORTSCHRITTE

NEGATIVE ERLEBNISSE / RÜCKSCHRITTE

LEARNINGS & ZIELE / VERBESSERUNG
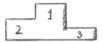

(TAG) ESSEN UND TRINKEN

FRÜHSTÜCK   SNACKS

....
....
....
.... KALORIEN   .... KALORIEN

MITTAGESSEN   ABENDESSEN

....
....
....
.... KALORIEN   .... KALORIEN

GESAMTKALORIEN: ....   ZIELKALORIEN: ....

DEFIZIT: ☺ ☐
ÜBERSCHUSS: ☹ ☐   **BEWEGUNG & FITNESS**

AKTIVITÄT / FITNESSÜBUNG   WIEDERHOLUNGEN   ZEIT

....
....
....
....
....

SCHLAFDAUER   GEWICHT   PROTEIN   TAGESZIEL
....   ✘ ✓

CA. 1,5 BIS 2 LITER WASSER TÄGLICH

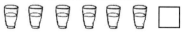

TAG

ESSEN UND TRINKEN

FRÜHSTÜCK

SNACKS

....
....
....
....
.... KALORIEN .... KALORIEN

MITTAGESSEN

ABENDESSEN

....
....
....
....
.... KALORIEN .... KALORIEN

GESAMTKALORIEN: .... ZIELKALORIEN: ....

DEFIZIT: ☺ ☐
ÜBERSCHUSS: ☹ ☐

BEWEGUNG & FITNESS

AKTIVITÄT / FITNESSÜBUNG	WIEDERHOLUNGEN	ZEIT
....	....	....
....	....	....
....	....	....
....	....	....
....	....	....

SCHLAFDAUER   GEWICHT   PROTEIN   TAGESZIEL
                                      ✖ ✓

CA. 1,5 BIS 2 LITER WASSER TÄGLICH

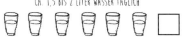

TAG

ESSEN UND TRINKEN

FRÜHSTÜCK

....
....
....
.... KALORIEN

MITTAGESSEN

....
....
....
.... KALORIEN

SNACKS

....
....
....
.... KALORIEN

ABENDESSEN

....
....
....
.... KALORIEN

GESAMTKALORIEN: .... ZIELKALORIEN: ....

DEFIZIT: ☺ ☐
ÜBERSCHUSS: ☹ ☐

BEWEGUNG & FITNESS

AKTIVITÄT / FITNESSÜBUNG	WIEDERHOLUNGEN	ZEIT
....	....	....
....	....	....
....	....	....
....	....	....
....	....	....

SCHLAFDAUER .... GEWICHT .... PROTEIN .... TAGESZIEL ✗ ✓

CA. 1,5 BIS 2 LITER WASSER TÄGLICH

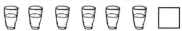

TAG

ESSEN UND TRINKEN

FRÜHSTÜCK　　　　　　　　　**SNACKS**

----------------------------　　----------------------------
----------------------------　　----------------------------
----------------------------　　----------------------------
----------------------- KALORIEN　----------------------- KALORIEN

MITTAGESSEN　　　　　　　　**ABENDESSEN**

----------------------------　　----------------------------
----------------------------　　----------------------------
----------------------------　　----------------------------
----------------------- KALORIEN　----------------------- KALORIEN

GESAMTKALORIEN: ....　ZIELKALORIEN: ....

DEFIZIT: ☺ ☐
ÜBERSCHUSS: ☹ ☐

BEWEGUNG & FITNESS

AKTIVITÄT / FITNESSÜBUNG	WIEDERHOLUNGEN	ZEIT
----------------------	----------------	--------
----------------------	----------------	--------
----------------------	----------------	--------
----------------------	----------------	--------
----------------------	----------------	--------

SCHLAFDAUER　　GEWICHT　　PROTEIN　　　　TAGESZIEL
　　　　　　　　　　　　　　　　　　　　　　✘　✓

CA. 1,5 BIS 2 LITER WASSER TÄGLICH

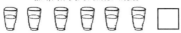

TAG

ESSEN UND TRINKEN

FRÜHSTÜCK

....
....
....
.... KALORIEN

SNACKS

....
....
....
.... KALORIEN

MITTAGESSEN

....
....
....
.... KALORIEN

ABENDESSEN

....
....
....
.... KALORIEN

GESAMTKALORIEN: .... ZIELKALORIEN: ....

DEFIZIT: ☺ ☐
ÜBERSCHUSS: ☹ ☐

BEWEGUNG & FITNESS

AKTIVITÄT / FITNESSÜBUNG	WIEDERHOLUNGEN	ZEIT
....	....	....
....	....	....
....	....	....
....	....	....
....	....	....

SCHLAFDAUER   GEWICHT   PROTEIN   TAGESZIEL ✗ ✓

CA. 1,5 BIS 2 LITER WASSER TÄGLICH

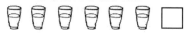

TAG

ESSEN UND TRINKEN

FRÜHSTÜCK

SNACKS

....
....
....

KALORIEN KALORIEN

MITTAGESSEN

ABENDESSEN

....
....
....

KALORIEN KALORIEN

GESAMTKALORIEN: .... ZIELKALORIEN: ....

DEFIZIT: ☺ ☐
ÜBERSCHUSS: ☹ ☐

BEWEGUNG & FITNESS

AKTIVITÄT / FITNESSÜBUNG	WIEDERHOLUNGEN	ZEIT
....	....	....
....	....	....
....	....	....
....	....	....
....	....	....

SCHLAFDAUER   GEWICHT   PROTEIN   TAGESZIEL
                                            ✘ ✔

CA. 1,5 BIS 2 LITER WASSER TÄGLICH

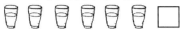

TAG

ESSEN UND TRINKEN

FRÜHSTÜCK

....
....
....
.... KALORIEN

SNACKS

....
....
....
.... KALORIEN

MITTAGESSEN

....
....
....
.... KALORIEN

ABENDESSEN

....
....
....
.... KALORIEN

GESAMTKALORIEN: ....   ZIELKALORIEN: ....

DEFIZIT: ☺ ☐
ÜBERSCHUSS: ☹ ☐

BEWEGUNG & FITNESS

AKTIVITÄT / FITNESSÜBUNG	WIEDERHOLUNGEN	ZEIT
....	....	....
....	....	....
....	....	....
....	....	....
....	....	....

SCHLAFDAUER   GEWICHT   PROTEIN   TAGESZIEL ✗ ✓

CA. 1,5 BIS 2 LITER WASSER TÄGLICH

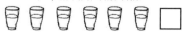

(TAG)

ESSEN UND TRINKEN

FRÜHSTÜCK

SNACKS

--------------------------- ....

--------------------------- ....

--------------------------- ....

--------------------------- ....

--------------------------- ....

--------------------------- ....

--------------------------- KALORIEN

--------------------------- KALORIEN

MITTAGESSEN

ABENDESSEN

--------------------------- ....

--------------------------- ....

--------------------------- ....

--------------------------- ....

--------------------------- ....

--------------------------- ....

--------------------------- KALORIEN

--------------------------- KALORIEN

GESAMTKALORIEN: ....

ZIELKALORIEN: ....

DEFIZIT: 😊 ☐
ÜBERSCHUSS: ☹ ☐

BEWEGUNG & FITNESS

AKTIVITÄT / FITNESSÜBUNG	WIEDERHOLUNGEN	ZEIT
---------------------------	---------------------------	----------
---------------------------	---------------------------	----------
---------------------------	---------------------------	----------
---------------------------	---------------------------	----------
---------------------------	---------------------------	----------

SCHLAFDAUER   GEWICHT   PROTEIN   TAGESZIEL

✘ ✓

CA. 1,5 BIS 2 LITER WASSER TÄGLICH

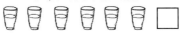

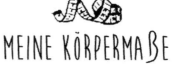

MEINE KÖRPERMAẞE

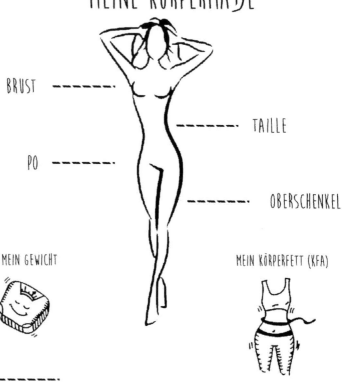

VERÄNDERUNGEN (DIFFERENZ: + ODER -)

GEWICHT: TAILLE: PO:

KFA: BRUST: BEINE:

NOTIZEN & GEDANKEN

GESUNDHEITLICHER ZUSTAND

GEMÜTSZUSTAND

POSITIVE ERLEBNISSE / FORTSCHRITTE

NEGATIVE ERLEBNISSE / RÜCKSCHRITTE

LEARNINGS & ZIELE / VERBESSERUNG

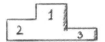

(TAG) ESSEN UND TRINKEN

FRÜHSTÜCK   SNACKS

----------------------------   ----------------------------
----------------------------   ----------------------------
----------------------------   ----------------------------
----------------------------KALORIEN ----------------------------KALORIEN

MITTAGESSEN   ABENDESSEN

----------------------------   ----------------------------
----------------------------   ----------------------------
----------------------------   ----------------------------
----------------------------KALORIEN ----------------------------KALORIEN

GESAMTKALORIEN: ....   ZIELKALORIEN: ....

DEFIZIT: :) ☐
ÜBERSCHUSS: :(☐   **BEWEGUNG & FITNESS**

AKTIVITÄT / FITNESSÜBUNG   WIEDERHOLUNGEN   ZEIT

----------------------------   -----------------   --------
----------------------------   -----------------   --------
----------------------------   -----------------   --------
----------------------------   -----------------   --------
----------------------------   -----------------   --------

SCHLAFDAUER   GEWICHT   PROTEIN   TAGESZIEL
                                                       ✗ ✓

CA. 1,5 BIS 2 LITER WASSER TÄGLICH
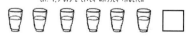

TAG

ESSEN UND TRINKEN

FRÜHSTÜCK

....
....
....
....
                                          KALORIEN

SNACKS

....
....
....
....
                                          KALORIEN

MITTAGESSEN

....
....
....
....
                                          KALORIEN

ABENDESSEN

....
....
....
....
                                          KALORIEN

GESAMTKALORIEN: .... ZIELKALORIEN: ....

DEFIZIT: 😊 ☐
ÜBERSCHUSS: ☹ ☐

BEWEGUNG & FITNESS

AKTIVITÄT / FITNESSÜBUNG	WIEDERHOLUNGEN	ZEIT
....	....	....
....	....	....
....	....	....
....	....	....
....	....	....

SCHLAFDAUER GEWICHT PROTEIN TAGESZIEL
🕐 .... ✘ ✓

CA. 1,5 BIS 2 LITER WASSER TÄGLICH

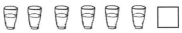

TAG: ____

ESSEN UND TRINKEN

FRÜHSTÜCK
....
....
....
.... KALORIEN

SNACKS
....
....
....
.... KALORIEN

MITTAGESSEN
....
....
....
.... KALORIEN

ABENDESSEN
....
....
....
.... KALORIEN

GESAMTKALORIEN: .... ZIELKALORIEN: ....

DEFIZIT: ☺ ☐
ÜBERSCHUSS: ☹ ☐

BEWEGUNG & FITNESS

AKTIVITÄT / FITNESSÜBUNG	WIEDERHOLUNGEN	ZEIT
....	....	....
....	....	....
....	....	....
....	....	....
....	....	....

SCHLAFDAUER ____   GEWICHT ____   PROTEIN ____   TAGESZIEL ✗ ✓

CA. 1,5 BIS 2 LITER WASSER TÄGLICH

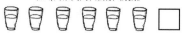

TAG
....

ESSEN UND TRINKEN

FRÜHSTÜCK   SNACKS

....
....
....
.... KALORIEN   .... KALORIEN

MITTAGESSEN   ABENDESSEN

....
....
....
.... KALORIEN   .... KALORIEN

GESAMTKALORIEN: ....   ZIELKALORIEN: ....

DEFIZIT: ☺ ☐
ÜBERSCHUSS: ☹ ☐

BEWEGUNG & FITNESS

AKTIVITÄT / FITNESSÜBUNG	WIEDERHOLUNGEN	ZEIT
....	....	....
....	....	....
....	....	....
....	....	....
....	....	....

SCHLAFDAUER   GEWICHT   PROTEIN   TAGESZIEL

✖ ✓

CA. 1,5 BIS 2 LITER WASSER TÄGLICH

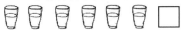

(TAG) ESSEN UND TRINKEN

FRÜHSTÜCK   SNACKS

....
....
....
.... KALORIEN   .... KALORIEN

MITTAGESSEN   ABENDESSEN

....
....
....
.... KALORIEN   .... KALORIEN

GESAMTKALORIEN:....................   ZIELKALORIEN: ....

DEFIZIT: ☺ ☐
ÜBERSCHUSS: ☹ ☐   **BEWEGUNG & FITNESS**

AKTIVITÄT / FITNESSÜBUNG   WIEDERHOLUNGEN   ZEIT

....
....
....
....
....

SCHLAFDAUER   GEWICHT   PROTEIN   TAGESZIEL
                                                        ✗   ✓

CA. 1,5 BIS 2 LITER WASSER TÄGLICH
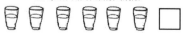

TAG

ESSEN UND TRINKEN

FRÜHSTÜCK

SNACKS

....
....
....
....
KALORIEN

MITTAGESSEN

ABENDESSEN

....
....
....
....
KALORIEN

GESAMTKALORIEN: .... ZIELKALORIEN: ....

DEFIZIT: ☺ ☐
ÜBERSCHUSS: ☹ ☐

BEWEGUNG & FITNESS

AKTIVITÄT / FITNESSÜBUNG	WIEDERHOLUNGEN	ZEIT
....	....	....
....	....	....
....	....	....
....	....	....
....	....	....

SCHLAFDAUER   GEWICHT   PROTEIN   TAGESZIEL
✗ ✓

CA. 1,5 BIS 2 LITER WASSER TÄGLICH

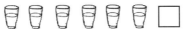

TAG — ESSEN UND TRINKEN

FRÜHSTÜCK

....
....
....
....

KALORIEN

SNACKS

....
....
....
....

KALORIEN

MITTAGESSEN

....
....
....
....

KALORIEN

ABENDESSEN

....
....
....
....

KALORIEN

GESAMTKALORIEN: .... ZIELKALORIEN: ....

DEFIZIT: ☺ ☐
ÜBERSCHUSS: ☹ ☐

BEWEGUNG & FITNESS

AKTIVITÄT / FITNESSÜBUNG	WIEDERHOLUNGEN	ZEIT
....	....	....
....	....	....
....	....	....
....	....	....
....	....	....

SCHLAFDAUER GEWICHT PROTEIN TAGESZIEL ✘ ✔

CA. 1,5 BIS 2 LITER WASSER TÄGLICH

(TAG) ESSEN UND TRINKEN

FRÜHSTÜCK   SNACKS

....
....
....
.... KALORIEN   .... KALORIEN

MITTAGESSEN   ABENDESSEN

....
....
....
.... KALORIEN   .... KALORIEN

GESAMTKALORIEN: ....   ZIELKALORIEN: ....

DEFIZIT: ☺ ☐
ÜBERSCHUSS: ☹ ☐   BEWEGUNG & FITNESS

AKTIVITÄT / FITNESSÜBUNG   WIEDERHOLUNGEN   ZEIT

....
....
....
....
....

SCHLAFDAUER   GEWICHT   PROTEIN   TAGESZIEL
                                                 ✖ ✓

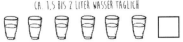

CA. 1,5 BIS 2 LITER WASSER TÄGLICH

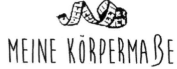

MEINE KÖRPERMAßE

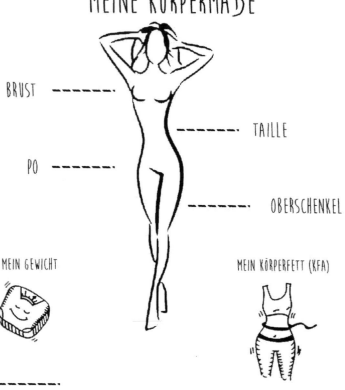

BRUST -------

------- TAILLE

PO -------

------- OBERSCHENKEL

MEIN GEWICHT

MEIN KÖRPERFETT (KFA)

VERÄNDERUNGEN (DIFFERENZ: + ODER -)

GEWICHT: TAILLE: PO:

KFA: BRUST: BEINE:

NOTIZEN & GEDANKEN

GESUNDHEITLICHER ZUSTAND

GEMÜTSZUSTAND

POSITIVE ERLEBNISSE / FORTSCHRITTE

NEGATIVE ERLEBNISSE / RÜCKSCHRITTE

LEARNINGS & ZIELE / VERBESSERUNG

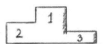

TAG — ESSEN UND TRINKEN

FRÜHSTÜCK

------------------------------ --------
------------------------------ --------
------------------------------ --------
------------------------------ KALORIEN

SNACKS

------------------------------ --------
------------------------------ --------
------------------------------ --------
------------------------------ KALORIEN

MITTAGESSEN

------------------------------ --------
------------------------------ --------
------------------------------ --------
------------------------------ KALORIEN

ABENDESSEN

------------------------------ --------
------------------------------ --------
------------------------------ --------
------------------------------ KALORIEN

GESAMTKALORIEN: ....   ZIELKALORIEN: ....

DEFIZIT: :) ☐
ÜBERSCHUSS: :(☐

BEWEGUNG & FITNESS

AKTIVITÄT / FITNESSÜBUNG	WIEDERHOLUNGEN	ZEIT
....	....	....
....	....	....
....	....	....
....	....	....
....	....	....

SCHLAFDAUER GEWICHT PROTEIN TAGESZIEL ✘ ✔

CA. 1,5 BIS 2 LITER WASSER TÄGLICH

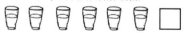

(TAG) ESSEN UND TRINKEN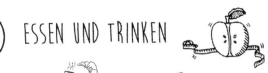

FRÜHSTÜCK   SNACKS

....
....
....
.... KALORIEN   .... KALORIEN

MITTAGESSEN   ABENDESSEN

....
....
....
.... KALORIEN   .... KALORIEN

GESAMTKALORIEN: ....   ZIELKALORIEN: ....

DEFIZIT: ☺ ☐
ÜBERSCHUSS: ☹ ☐   BEWEGUNG & FITNESS

AKTIVITÄT / FITNESSÜBUNG   WIEDERHOLUNGEN   ZEIT

....
....
....
....
....

SCHLAFDAUER   GEWICHT   PROTEIN   TAGESZIEL
....   ✖ ✓

CA. 1,5 BIS 2 LITER WASSER TÄGLICH
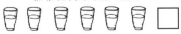

TAG

ESSEN UND TRINKEN

FRÜHSTÜCK

....
....
....
.... KALORIEN

SNACKS

....
....
....
.... KALORIEN

MITTAGESSEN

....
....
....
.... KALORIEN

ABENDESSEN

....
....
....
.... KALORIEN

GESAMTKALORIEN: ....   ZIELKALORIEN: ....

DEFIZIT: ☺ ☐
ÜBERSCHUSS: ☹ ☐

BEWEGUNG & FITNESS

AKTIVITÄT / FITNESSÜBUNG	WIEDERHOLUNGEN	ZEIT
....	....	....
....	....	....
....	....	....
....	....	....
....	....	....

SCHLAFDAUER   GEWICHT   PROTEIN   TAGESZIEL ✘ ✓

CA. 1,5 BIS 2 LITER WASSER TÄGLICH

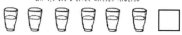

(TAG)
....

ESSEN UND TRINKEN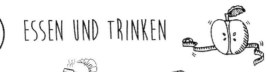

FRÜHSTÜCK

....
....
....
.... KALORIEN

MITTAGESSEN

....
....
....
.... KALORIEN

SNACKS

....
....
....
.... KALORIEN

ABENDESSEN

....
....
....
.... KALORIEN

GESAMTKALORIEN: ....   ZIELKALORIEN: ....

DEFIZIT: 🙂 ☐
ÜBERSCHUSS: ☹ ☐

BEWEGUNG & FITNESS

AKTIVITÄT / FITNESSÜBUNG	WIEDERHOLUNGEN	ZEIT
....	....	....
....	....	....
....	....	....
....	....	....
....	....	....

SCHLAFDAUER   GEWICHT   PROTEIN   TAGESZIEL
....   ✖ ✓

CA. 1,5 BIS 2 LITER WASSER TÄGLICH

🥛 🥛 🥛 🥛 🥛 🥛 ☐

TAG

ESSEN UND TRINKEN

FRÜHSTÜCK

------------------------------------ ----------
------------------------------------ ----------
------------------------------------ ----------
                                      KALORIEN

SNACKS

------------------------------------ ----------
------------------------------------ ----------
------------------------------------ ----------
                                      KALORIEN

MITTAGESSEN

------------------------------------ ----------
------------------------------------ ----------
------------------------------------ ----------
                                      KALORIEN

ABENDESSEN

------------------------------------ ----------
------------------------------------ ----------
------------------------------------ ----------
                                      KALORIEN

GESAMTKALORIEN: .... ZIELKALORIEN: ....

DEFIZIT: ☺ ☐
ÜBERSCHUSS: ☹ ☐

BEWEGUNG & FITNESS

AKTIVITÄT / FITNESSÜBUNG	WIEDERHOLUNGEN	ZEIT
------------------------------	------------------------	------------
------------------------------	------------------------	------------
------------------------------	------------------------	------------
------------------------------	------------------------	------------
------------------------------	------------------------	------------

SCHLAFDAUER ....   GEWICHT ....   PROTEIN ....   TAGESZIEL ✘ ✓

CA. 1,5 BIS 2 LITER WASSER TÄGLICH

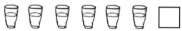

TAG

ESSEN UND TRINKEN

FRÜHSTÜCK

....
....
....
....
KALORIEN

SNACKS

....
....
....
....
KALORIEN

MITTAGESSEN

....
....
....
....
KALORIEN

ABENDESSEN

....
....
....
....
KALORIEN

GESAMTKALORIEN: .... ZIELKALORIEN: ....

DEFIZIT: ☺ ☐
ÜBERSCHUSS: ☹ ☐

BEWEGUNG & FITNESS

AKTIVITÄT / FITNESSÜBUNG	WIEDERHOLUNGEN	ZEIT
....	....	....
....	....	....
....	....	....
....	....	....
....	....	....

SCHLAFDAUER .... GEWICHT .... PROTEIN .... TAGESZIEL ✘ ✓

CA. 1,5 BIS 2 LITER WASSER TÄGLICH

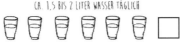

(TAG) **ESSEN UND TRINKEN**

FRÜHSTÜCK

SNACKS

....
....
....
.... KALORIEN

MITTAGESSEN

....
....
....
.... KALORIEN

....
....
....
.... KALORIEN

ABENDESSEN

....
....
....
.... KALORIEN

GESAMTKALORIEN: ....   ZIELKALORIEN: ....

DEFIZIT: ☺ ☐
ÜBERSCHUSS: ☹ ☐

BEWEGUNG & FITNESS

AKTIVITÄT / FITNESSÜBUNG	WIEDERHOLUNGEN	ZEIT
....	....	....
....	....	....
....	....	....
....	....	....
....	....	....

SCHLAFDAUER ....   GEWICHT ....   PROTEIN ....   TAGESZIEL ✘ ✓

CA. 1,5 BIS 2 LITER WASSER TÄGLICH

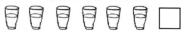

TAG _____

ESSEN UND TRINKEN

FRÜHSTÜCK

SNACKS

....
....
....
.... KALORIEN

MITTAGESSEN

ABENDESSEN

....
....
....
.... KALORIEN

GESAMTKALORIEN: ....   ZIELKALORIEN: ....

DEFIZIT: ☺ ☐
ÜBERSCHUSS: ☹ ☐

BEWEGUNG & FITNESS

AKTIVITÄT / FITNESSÜBUNG	WIEDERHOLUNGEN	ZEIT
....	....	....
....	....	....
....	....	....
....	....	....
....	....	....

SCHLAFDAUER   GEWICHT   PROTEIN   TAGESZIEL ✘ ✔

CA. 1,5 BIS 2 LITER WASSER TÄGLICH

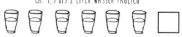

MEINE KÖRPERMAßE

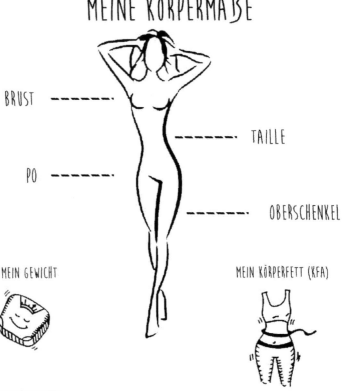

BRUST ---------

TAILLE ---------

PO ---------

OBERSCHENKEL ---------

MEIN GEWICHT

MEIN KÖRPERFETT (KFA)

VERÄNDERUNGEN (DIFFERENZ: + ODER -)

GEWICHT: TAILLE: PO:

KFA: BRUST: BEINE:

NOTIZEN & GEDANKEN

GESUNDHEITLICHER ZUSTAND

GEMÜTSZUSTAND

POSITIVE ERLEBNISSE / FORTSCHRITTE

NEGATIVE ERLEBNISSE / RÜCKSCHRITTE

LEARNINGS & ZIELE / VERBESSERUNG

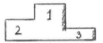

TAG

ESSEN UND TRINKEN

FRÜHSTÜCK

....
....
....
.... KALORIEN

SNACKS

....
....
....
.... KALORIEN

MITTAGESSEN

....
....
....
.... KALORIEN

ABENDESSEN

....
....
....
.... KALORIEN

GESAMTKALORIEN: ....   ZIELKALORIEN: ....

DEFIZIT: 😊 ☐
ÜBERSCHUSS: ☹ ☐

BEWEGUNG & FITNESS

AKTIVITÄT / FITNESSÜBUNG	WIEDERHOLUNGEN	ZEIT
....	....	....
....	....	....
....	....	....
....	....	....
....	....	....

SCHLAFDAUER   GEWICHT   PROTEIN   TAGESZIEL ✗ ✓

CA. 1,5 BIS 2 LITER WASSER TÄGLICH

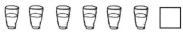

| TAG | ESSEN UND TRINKEN | 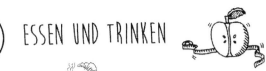 |

FRÜHSTÜCK

------------------------ ------
------------------------ ------
------------------------ ------
------------------------ ------
KALORIEN

SNACKS

------------------------ ------
------------------------ ------
------------------------ ------
------------------------ ------
KALORIEN

MITTAGESSEN

------------------------ ------
------------------------ ------
------------------------ ------
------------------------ ------
KALORIEN

ABENDESSEN

------------------------ ------
------------------------ ------
------------------------ ------
------------------------ ------
KALORIEN

GESAMTKALORIEN: ....   ZIELKALORIEN: ....

DEFIZIT: ☺ ☐
ÜBERSCHUSS: ☹ ☐

BEWEGUNG & FITNESS

AKTIVITÄT / FITNESSÜBUNG	WIEDERHOLUNGEN	ZEIT
....	....	....
....	....	....
....	....	....
....	....	....
....	....	....

SCHLAFDAUER	GEWICHT	PROTEIN	TAGESZIEL
....	....	....	✖ ✔

CA. 1,5 BIS 2 LITER WASSER TÄGLICH

🥛 🥛 🥛 🥛 🥛 🥛 ☐

TAG — ESSEN UND TRINKEN

FRÜHSTÜCK
....
....
....
.... KALORIEN

SNACKS
....
....
....
.... KALORIEN

MITTAGESSEN
....
....
....
.... KALORIEN

ABENDESSEN
....
....
....
.... KALORIEN

GESAMTKALORIEN: ....   ZIELKALORIEN: ....

DEFIZIT: ☺ ☐
ÜBERSCHUSS: ☹ ☐

BEWEGUNG & FITNESS

AKTIVITÄT / FITNESSÜBUNG	WIEDERHOLUNGEN	ZEIT
....	....	....
....	....	....
....	....	....
....	....	....
....	....	....

SCHLAFDAUER ....   GEWICHT ....   PROTEIN ....   TAGESZIEL ✘ ✔

CA. 1,5 BIS 2 LITER WASSER TÄGLICH

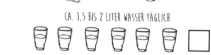

TAG — ESSEN UND TRINKEN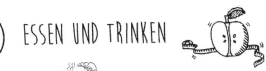

FRÜHSTÜCK

------------------------ --------
------------------------ --------
------------------------ --------
------------------------ KALORIEN

SNACKS

------------------------ --------
------------------------ --------
------------------------ --------
------------------------ KALORIEN

MITTAGESSEN

------------------------ --------
------------------------ --------
------------------------ --------
------------------------ KALORIEN

ABENDESSEN

------------------------ --------
------------------------ --------
------------------------ --------
------------------------ KALORIEN

GESAMTKALORIEN: .... ZIELKALORIEN: ....

DEFIZIT: ☺ ☐
ÜBERSCHUSS: ☹ ☐

BEWEGUNG & FITNESS

AKTIVITÄT / FITNESSÜBUNG	WIEDERHOLUNGEN	ZEIT
....	....	....
....	....	....
....	....	....
....	....	....
....	....	....

SCHLAFDAUER   GEWICHT   PROTEIN   TAGESZIEL ✘ ✔

CA. 1,5 BIS 2 LITER WASSER TÄGLICH

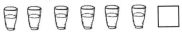

TAG — ESSEN UND TRINKEN

FRÜHSTÜCK

....
....
....
.... KALORIEN

SNACKS

....
....
....
.... KALORIEN

MITTAGESSEN

....
....
....
.... KALORIEN

ABENDESSEN

....
....
....
.... KALORIEN

GESAMTKALORIEN: .... ZIELKALORIEN: ....

DEFIZIT: ☺ ☐
ÜBERSCHUSS: ☹ ☐

BEWEGUNG & FITNESS

AKTIVITÄT / FITNESSÜBUNG	WIEDERHOLUNGEN	ZEIT
....	....	....
....	....	....
....	....	....
....	....	....
....	....	....

SCHLAFDAUER GEWICHT PROTEIN TAGESZIEL ✘ ✔

CA. 1,5 BIS 2 LITER WASSER TÄGLICH

      ☐

TAG

ESSEN UND TRINKEN

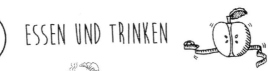

FRÜHSTÜCK

....
....
....
.... KALORIEN

SNACKS

....
....
....
.... KALORIEN

MITTAGESSEN

....
....
....
.... KALORIEN

ABENDESSEN

....
....
....
.... KALORIEN

GESAMTKALORIEN: .... ZIELKALORIEN: ....

DEFIZIT: 😊 ☐
ÜBERSCHUSS: ☹ ☐

BEWEGUNG & FITNESS

AKTIVITÄT / FITNESSÜBUNG	WIEDERHOLUNGEN	ZEIT
....	....	....
....	....	....
....	....	....
....	....	....
....	....	....

SCHLAFDAUER ....   GEWICHT ....   PROTEIN ....   TAGESZIEL ✖ ✓

CA. 1,5 BIS 2 LITER WASSER TÄGLICH

🥛 🥛 🥛 🥛 🥛 🥛 ☐

(TAG) ESSEN UND TRINKEN

FRÜHSTÜCK

....
....
....
.... KALORIEN

SNACKS

....
....
....
.... KALORIEN

MITTAGESSEN

....
....
....
.... KALORIEN

ABENDESSEN

....
....
....
.... KALORIEN

GESAMTKALORIEN: .... ZIELKALORIEN: ....

DEFIZIT: 😊 ☐
ÜBERSCHUSS: 😞 ☐

BEWEGUNG & FITNESS

AKTIVITÄT / FITNESSÜBUNG	WIEDERHOLUNGEN	ZEIT
....	....	....
....	....	....
....	....	....
....	....	....
....	....	....

SCHLAFDAUER   GEWICHT   PROTEIN TAGESZIEL ✘ ✓

CA. 1,5 BIS 2 LITER WASSER TÄGLICH
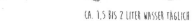

TAG

ESSEN UND TRINKEN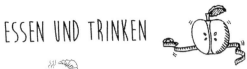

FRÜHSTÜCK

....
....
....
....
                                KALORIEN

SNACKS

....
....
....
....
                                KALORIEN

MITTAGESSEN

....
....
....
....
                                KALORIEN

ABENDESSEN

....
....
....
....
                                KALORIEN

GESAMTKALORIEN: .... ZIELKALORIEN: ....

DEFIZIT: ☺ ☐
ÜBERSCHUSS: ☹ ☐

BEWEGUNG & FITNESS

AKTIVITÄT / FITNESSÜBUNG	WIEDERHOLUNGEN	ZEIT
....	....	....
....	....	....
....	....	....
....	....	....
....	....	....

SCHLAFDAUER .... GEWICHT .... PROTEIN .... TAGESZIEL ✘ ✓

CA. 1,5 BIS 2 LITER WASSER TÄGLICH

▯ ▯ ▯ ▯ ▯ ▯ ☐

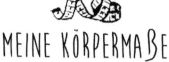

MEINE KÖRPERMAßE

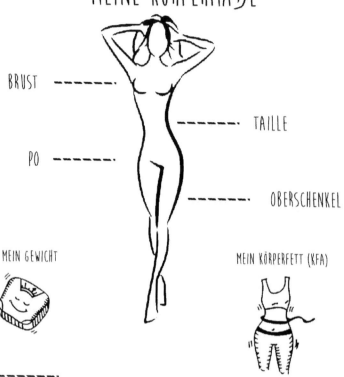

BRUST --------

-------- TAILLE

PO --------

-------- OBERSCHENKEL

MEIN GEWICHT

MEIN KÖRPERFETT (KFA)

VERÄNDERUNGEN (DIFFERENZ: + ODER -)

GEWICHT: TAILLE: PO:

KFA: BRUST: BEINE:

NOTIZEN & GEDANKEN

GESUNDHEITLICHER ZUSTAND

GEMÜTSZUSTAND

POSITIVE ERLEBNISSE / FORTSCHRITTE

NEGATIVE ERLEBNISSE / RÜCKSCHRITTE

LEARNINGS & ZIELE / VERBESSERUNG

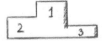

(TAG)

ESSEN UND TRINKEN

FRÜHSTÜCK

....
....
....
.... KALORIEN

SNACKS

....
....
....
.... KALORIEN

MITTAGESSEN

....
....
....
.... KALORIEN

ABENDESSEN

....
....
....
.... KALORIEN

GESAMTKALORIEN: .... ZIELKALORIEN: ....

DEFIZIT: ☺ ☐
ÜBERSCHUSS: ☹ ☐

BEWEGUNG & FITNESS

AKTIVITÄT / FITNESSÜBUNG	WIEDERHOLUNGEN	ZEIT
....	....	....
....	....	....
....	....	....
....	....	....
....	....	....

SCHLAFDAUER .... GEWICHT .... PROTEIN .... TAGESZIEL ✘ ✓

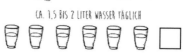

CA. 1,5 BIS 2 LITER WASSER TÄGLICH

TAG
_____

ESSEN UND TRINKEN

FRÜHSTÜCK   ### SNACKS

....
....
....
.... KALORIEN   .... KALORIEN

MITTAGESSEN   ### ABENDESSEN

....
....
....
.... KALORIEN   .... KALORIEN

GESAMTKALORIEN: ....   ZIELKALORIEN: ....

DEFIZIT: 😊 ☐
ÜBERSCHUSS: ☹ ☐

BEWEGUNG & FITNESS

AKTIVITÄT / FITNESSÜBUNG	WIEDERHOLUNGEN	ZEIT
....	....	....
....	....	....
....	....	....
....	....	....
....	....	....

SCHLAFDAUER   GEWICHT   PROTEIN   TAGESZIEL
....   ✖ ✔

CA. 1,5 BIS 2 LITER WASSER TÄGLICH

🥛 🥛 🥛 🥛 🥛 🥛 ☐

TAG

ESSEN UND TRINKEN

FRÜHSTÜCK

SNACKS

....
....
....
.... KALORIEN

MITTAGESSEN

ABENDESSEN

....
....
....
.... KALORIEN

GESAMTKALORIEN: ....   ZIELKALORIEN: ....

DEFIZIT: ☺ ☐
ÜBERSCHUSS: ☹ ☐

BEWEGUNG & FITNESS

AKTIVITÄT / FITNESSÜBUNG	WIEDERHOLUNGEN	ZEIT
....	....	....
....	....	....
....	....	....
....	....	....
....	....	....

SCHLAFDAUER   GEWICHT   PROTEIN   TAGESZIEL ✗ ✓

CA. 1,5 BIS 2 LITER WASSER TÄGLICH

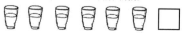

TAG

ESSEN UND TRINKEN

FRÜHSTÜCK

SNACKS

....
....
....
....
.... KALORIEN   .... KALORIEN

MITTAGESSEN

ABENDESSEN

....
....
....
....
.... KALORIEN   .... KALORIEN

GESAMTKALORIEN: ....   ZIELKALORIEN: ....

DEFIZIT: 😊 ☐
ÜBERSCHUSS: ☹ ☐

BEWEGUNG & FITNESS

AKTIVITÄT / FITNESSÜBUNG	WIEDERHOLUNGEN	ZEIT
....	....	....
....	....	....
....	....	....
....	....	....
....	....	....

SCHLAFDAUER ....   GEWICHT ....   PROTEIN ....   TAGESZIEL ✖ ✓

CA. 1,5 BIS 2 LITER WASSER TÄGLICH

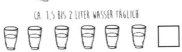

TAG

ESSEN UND TRINKEN

FRÜHSTÜCK

....
....
....
.... KALORIEN

SNACKS

....
....
....
.... KALORIEN

MITTAGESSEN

....
....
....
.... KALORIEN

ABENDESSEN

....
....
....
.... KALORIEN

GESAMTKALORIEN: ....

ZIELKALORIEN: ....

DEFIZIT: ☺ ☐
ÜBERSCHUSS: ☹ ☐

BEWEGUNG & FITNESS

AKTIVITÄT / FITNESSÜBUNG	WIEDERHOLUNGEN	ZEIT
....	....	....
....	....	....
....	....	....
....	....	....
....	....	....

SCHLAFDAUER ....

GEWICHT ....

PROTEIN ....

TAGESZIEL ✘ ✔

CA. 1,5 BIS 2 LITER WASSER TÄGLICH

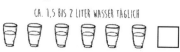

TAG _____

ESSEN UND TRINKEN

FRÜHSTÜCK

SNACKS

-- ....
-- ....
-- ....
-- ....
KALORIEN

MITTAGESSEN

ABENDESSEN

-- ....
-- ....
-- ....
-- ....
KALORIEN

GESAMTKALORIEN: .... ZIELKALORIEN: ....

DEFIZIT: ☺ ☐
ÜBERSCHUSS: ☹ ☐

BEWEGUNG & FITNESS

AKTIVITÄT / FITNESSÜBUNG	WIEDERHOLUNGEN	ZEIT
....	....	....
....	....	....
....	....	....
....	....	....
....	....	....

SCHLAFDAUER _____   GEWICHT _____   PROTEIN _____   TAGESZIEL ✖ ✔

CA. 1,5 BIS 2 LITER WASSER TÄGLICH

🥛 🥛 🥛 🥛 🥛 🥛 ☐

TAG _____ ESSEN UND TRINKEN

FRÜHSTÜCK

....
....
....
....
KALORIEN

SNACKS

....
....
....
....
KALORIEN

MITTAGESSEN

....
....
....
....
KALORIEN

ABENDESSEN

....
....
....
....
KALORIEN

GESAMTKALORIEN: ....   ZIELKALORIEN: ....

DEFIZIT: ☺ ☐
ÜBERSCHUSS: ☹ ☐

BEWEGUNG & FITNESS

AKTIVITÄT / FITNESSÜBUNG	WIEDERHOLUNGEN	ZEIT
....	....	....
....	....	....
....	....	....
....	....	....
....	....	....

SCHLAFDAUER ....   GEWICHT ....   PROTEIN ....   TAGESZIEL ✘ ✓

CA. 1,5 BIS 2 LITER WASSER TÄGLICH

      ☐

TAG
___

ESSEN UND TRINKEN

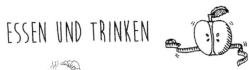

FRÜHSTÜCK

....
....
....
....
KALORIEN

SNACKS

....
....
....
....
KALORIEN

MITTAGESSEN

....
....
....
....
KALORIEN

ABENDESSEN

....
....
....
....
KALORIEN

GESAMTKALORIEN: .... ZIELKALORIEN: ....

DEFIZIT: ☺ ☐
ÜBERSCHUSS: ☹ ☐

BEWEGUNG & FITNESS

AKTIVITÄT / FITNESSÜBUNG	WIEDERHOLUNGEN	ZEIT
....	....	....
....	....	....
....	....	....
....	....	....
....	....	....

SCHLAFDAUER ....   GEWICHT ....   PROTEIN ....   TAGESZIEL ✘ ✓

CA. 1,5 BIS 2 LITER WASSER TÄGLICH
▯ ▯ ▯ ▯ ▯ ▯ ☐

MEINE KÖRPERMAßE

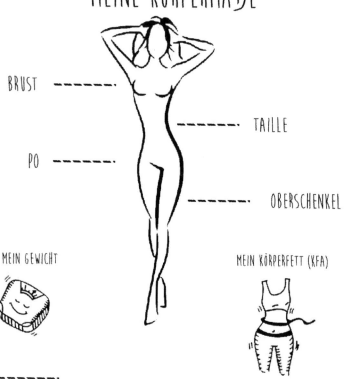

BRUST -------

TAILLE -------

PO -------

OBERSCHENKEL -------

MEIN GEWICHT

MEIN KÖRPERFETT (KFA)

VERÄNDERUNGEN (DIFFERENZ: + ODER -)

GEWICHT: TAILLE: PO:

KFA: BRUST: BEINE:

NOTIZEN & GEDANKEN

GESUNDHEITLICHER ZUSTAND

GEMÜTSZUSTAND

POSITIVE ERLEBNISSE / FORTSCHRITTE

NEGATIVE ERLEBNISSE / RÜCKSCHRITTE

LEARNINGS & ZIELE / VERBESSERUNG

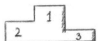

TAG

ESSEN UND TRINKEN

FRÜHSTÜCK

....
....
....
.... KALORIEN

SNACKS

....
....
....
.... KALORIEN

MITTAGESSEN

....
....
....
.... KALORIEN

ABENDESSEN

....
....
....
.... KALORIEN

GESAMTKALORIEN: .... ZIELKALORIEN: ....

DEFIZIT: ☺ ☐
ÜBERSCHUSS: ☹ ☐

BEWEGUNG & FITNESS

AKTIVITÄT / FITNESSÜBUNG	WIEDERHOLUNGEN	ZEIT
....	....	....
....	....	....
....	....	....
....	....	....
....	....	....

SCHLAFDAUER   GEWICHT   PROTEIN   TAGESZIEL
....   ✘ ✓

CA. 1,5 BIS 2 LITER WASSER TÄGLICH

🥛 🥛 🥛 🥛 🥛 🥛 ☐

TAG

ESSEN UND TRINKEN

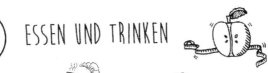

FRÜHSTÜCK

SNACKS

------- KALORIEN

MITTAGESSEN

ABENDESSEN

------- KALORIEN

------- KALORIEN

GESAMTKALORIEN: ....

ZIELKALORIEN: ....

DEFIZIT: ☺ ☐
ÜBERSCHUSS: ☹ ☐

BEWEGUNG & FITNESS

AKTIVITÄT / FITNESSÜBUNG	WIEDERHOLUNGEN	ZEIT

SCHLAFDAUER   GEWICHT   PROTEIN   TAGESZIEL ✘ ✓

CA. 1,5 BIS 2 LITER WASSER TÄGLICH

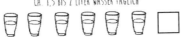

TAG

ESSEN UND TRINKEN

FRÜHSTÜCK

------------------------------ ----------
------------------------------ ----------
------------------------------ ----------
------------------------------ ----------
KALORIEN

SNACKS

------------------------------ ----------
------------------------------ ----------
------------------------------ ----------
------------------------------ ----------
KALORIEN

MITTAGESSEN

------------------------------ ----------
------------------------------ ----------
------------------------------ ----------
------------------------------ ----------
KALORIEN

ABENDESSEN

------------------------------ ----------
------------------------------ ----------
------------------------------ ----------
------------------------------ ----------
KALORIEN

GESAMTKALORIEN: ....

DEFIZIT: ☺ ☐
ÜBERSCHUSS: ☹ ☐

ZIELKALORIEN: ....

BEWEGUNG & FITNESS

AKTIVITÄT / FITNESSÜBUNG	WIEDERHOLUNGEN	ZEIT
------------------------------	------------------------------	----------
------------------------------	------------------------------	----------
------------------------------	------------------------------	----------
------------------------------	------------------------------	----------
------------------------------	------------------------------	----------

SCHLAFDAUER .... GEWICHT .... PROTEIN .... TAGESZIEL ✗ ✓

CA. 1,5 BIS 2 LITER WASSER TÄGLICH

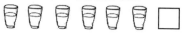

TAG
_____

ESSEN UND TRINKEN

FRÜHSTÜCK

....
....
....
....
                                   KALORIEN

MITTAGESSEN

....
....
....
....
                                   KALORIEN

SNACKS

....
....
....
....
                                   KALORIEN

ABENDESSEN

....
....
....
....
                                   KALORIEN

GESAMTKALORIEN: .... ZIELKALORIEN: ....

DEFIZIT: 😊 ☐
ÜBERSCHUSS: ☹ ☐

BEWEGUNG & FITNESS

AKTIVITÄT / FITNESSÜBUNG	WIEDERHOLUNGEN	ZEIT
....	....	....
....	....	....
....	....	....
....	....	....
....	....	....

SCHLAFDAUER   GEWICHT   PROTEIN   TAGESZIEL
                                                    ✗ ✓

CA. 1,5 BIS 2 LITER WASSER TÄGLICH

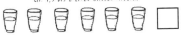

TAG

ESSEN UND TRINKEN

FRÜHSTÜCK

------------------------------- ....
------------------------------- ....
------------------------------- ....
------------------------------- ....
KALORIEN

SNACKS

------------------------------- ....
------------------------------- ....
------------------------------- ....
------------------------------- ....
KALORIEN

MITTAGESSEN

------------------------------- ....
------------------------------- ....
------------------------------- ....
------------------------------- ....
KALORIEN

ABENDESSEN

------------------------------- ....
------------------------------- ....
------------------------------- ....
------------------------------- ....
KALORIEN

GESAMTKALORIEN: .... ZIELKALORIEN: ....

DEFIZIT: ☺ ☐
ÜBERSCHUSS: ☹ ☐

BEWEGUNG & FITNESS

AKTIVITÄT / FITNESSÜBUNG	WIEDERHOLUNGEN	ZEIT
--	-------------------------------	-------------
--	-------------------------------	-------------
--	-------------------------------	-------------
--	-------------------------------	-------------
--	-------------------------------	-------------

SCHLAFDAUER   GEWICHT   PROTEIN   TAGESZIEL

CA. 1,5 BIS 2 LITER WASSER TÄGLICH

      ☐

TAG

ESSEN UND TRINKEN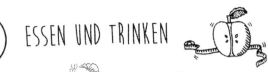

FRÜHSTÜCK

---------- ----------
---------- ----------
---------- ----------
---------- KALORIEN

SNACKS

---------- ----------
---------- ----------
---------- ----------
---------- KALORIEN

MITTAGESSEN

---------- ----------
---------- ----------
---------- ----------
---------- KALORIEN

ABENDESSEN

---------- ----------
---------- ----------
---------- ----------
---------- KALORIEN

GESAMTKALORIEN: ....   ZIELKALORIEN: ....

DEFIZIT: ☺ ☐
ÜBERSCHUSS: ☹ ☐

BEWEGUNG & FITNESS

AKTIVITÄT / FITNESSÜBUNG	WIEDERHOLUNGEN	ZEIT
----------	----------	------
----------	----------	------
----------	----------	------
----------	----------	------
----------	----------	------

SCHLAFDAUER   GEWICHT   PROTEIN   TAGESZIEL ✗ ✓

CA. 1,5 BIS 2 LITER WASSER TÄGLICH

☐ ☐ ☐ ☐ ☐ ☐ ☐

TAG — ESSEN UND TRINKEN

FRÜHSTÜCK
....
....
....
.... KALORIEN

SNACKS
....
....
....
.... KALORIEN

MITTAGESSEN
....
....
....
.... KALORIEN

ABENDESSEN
....
....
....
.... KALORIEN

GESAMTKALORIEN: .... ZIELKALORIEN: ....

DEFIZIT: ☺ ☐
ÜBERSCHUSS: ☹ ☐

BEWEGUNG & FITNESS

AKTIVITÄT / FITNESSÜBUNG	WIEDERHOLUNGEN	ZEIT
....	....	....
....	....	....
....	....	....
....	....	....
....	....	....

SCHLAFDAUER .... GEWICHT .... PROTEIN .... TAGESZIEL ✗ ✓

CA. 1,5 BIS 2 LITER WASSER TÄGLICH

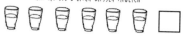

TAG	ESSEN UND TRINKEN	
____		

FRÜHSTÜCK

....
....
....
.... KALORIEN

SNACKS

....
....
....
.... KALORIEN

MITTAGESSEN

....
....
....
.... KALORIEN

ABENDESSEN

....
....
....
.... KALORIEN

GESAMTKALORIEN: .... ZIELKALORIEN: ....

DEFIZIT: 🙂 ☐
ÜBERSCHUSS: ☹ ☐

BEWEGUNG & FITNESS

AKTIVITÄT / FITNESSÜBUNG	WIEDERHOLUNGEN	ZEIT
....	....	....
....	....	....
....	....	....
....	....	....
....	....	....

SCHLAFDAUER GEWICHT PROTEIN TAGESZIEL ✘ ✓

CA. 1,5 BIS 2 LITER WASSER TÄGLICH

      ☐

MEINE KÖRPERMAßE

BRUST -------

------- TAILLE

PO -------

------- OBERSCHENKEL

MEIN GEWICHT

MEIN KÖRPERFETT (KFA)

VERÄNDERUNGEN (DIFFERENZ: + ODER -)

GEWICHT: TAILLE: PO:

KFA: BRUST: BEINE:

NOTIZEN & GEDANKEN

GESUNDHEITLICHER ZUSTAND

GEMÜTSZUSTAND

POSITIVE ERLEBNISSE / FORTSCHRITTE

NEGATIVE ERLEBNISSE / RÜCKSCHRITTE

LEARNINGS & ZIELE / VERBESSERUNG

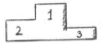

TAG

ESSEN UND TRINKEN

FRÜHSTÜCK

....
....
....
.... KALORIEN

SNACKS

....
....
....
.... KALORIEN

MITTAGESSEN

....
....
....
.... KALORIEN

ABENDESSEN

....
....
....
.... KALORIEN

GESAMTKALORIEN: .... ZIELKALORIEN: ....

DEFIZIT: ☺ ☐
ÜBERSCHUSS: ☹ ☐

BEWEGUNG & FITNESS

AKTIVITÄT / FITNESSÜBUNG	WIEDERHOLUNGEN	ZEIT
....	....	....
....	....	....
....	....	....
....	....	....
....	....	....

SCHLAFDAUER .... GEWICHT PROTEIN .... TAGESZIEL ✘ ✓

CA. 1,5 BIS 2 LITER WASSER TÄGLICH

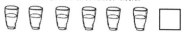

TAG _____

ESSEN UND TRINKEN

FRÜHSTÜCK

SNACKS

---------------------- --------
---------------------- --------
---------------------- --------
---------------------- --------

MITTAGESSEN — KALORIEN

ABENDESSEN — KALORIEN

---------------------- --------
---------------------- --------
---------------------- --------
---------------------- KALORIEN

GESAMTKALORIEN: .... ZIELKALORIEN: ....

DEFIZIT: 🙂 ☐
ÜBERSCHUSS: ☹ ☐

BEWEGUNG & FITNESS

AKTIVITÄT / FITNESSÜBUNG	WIEDERHOLUNGEN	ZEIT
_____	_____	_____
_____	_____	_____
_____	_____	_____
_____	_____	_____
_____	_____	_____

SCHLAFDAUER _____   GEWICHT _____   PROTEIN _____   TAGESZIEL ✖ ✓

CA. 1,5 BIS 2 LITER WASSER TÄGLICH

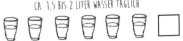

(TAG) ESSEN UND TRINKEN

FRÜHSTÜCK

....
....
....
.... KALORIEN

SNACKS

....
....
....
.... KALORIEN

MITTAGESSEN

....
....
....
.... KALORIEN

ABENDESSEN

....
....
....
.... KALORIEN

GESAMTKALORIEN: .... ZIELKALORIEN: ....

DEFIZIT: ☺ ☐
ÜBERSCHUSS: ☹ ☐

BEWEGUNG & FITNESS

AKTIVITÄT / FITNESSÜBUNG	WIEDERHOLUNGEN	ZEIT
....	....	....
....	....	....
....	....	....
....	....	....
....	....	....

SCHLAFDAUER   GEWICHT   PROTEIN   TAGESZIEL
                                              ✖ ✔

CA. 1,5 BIS 2 LITER WASSER TÄGLICH

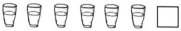

(TAG)
_____

ESSEN UND TRINKEN

FRÜHSTÜCK

SNACKS

....
....
....
....
                        KALORIEN   KALORIEN

MITTAGESSEN

ABENDESSEN

....
....
....
....
                        KALORIEN   KALORIEN

GESAMTKALORIEN: ....   ZIELKALORIEN: ....

DEFIZIT: ☺ ☐
ÜBERSCHUSS: ☹ ☐

BEWEGUNG & FITNESS

AKTIVITÄT / FITNESSÜBUNG	WIEDERHOLUNGEN	ZEIT
....	....	....
....	....	....
....	....	....
....	....	....
....	....	....

SCHLAFDAUER   GEWICHT   PROTEIN   TAGESZIEL
....   ✘ ✓

CA. 1,5 BIS 2 LITER WASSER TÄGLICH

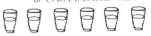

TAG

ESSEN UND TRINKEN

FRÜHSTÜCK

....
....
....
.... KALORIEN

SNACKS

....
....
....
.... KALORIEN

MITTAGESSEN

....
....
....
.... KALORIEN

ABENDESSEN

....
....
....
.... KALORIEN

GESAMTKALORIEN: ....   ZIELKALORIEN: ....

DEFIZIT: ☺ ☐
ÜBERSCHUSS: ☹ ☐

BEWEGUNG & FITNESS

AKTIVITÄT / FITNESSÜBUNG	WIEDERHOLUNGEN	ZEIT
....	....	....
....	....	....
....	....	....
....	....	....
....	....	....

SCHLAFDAUER GEWICHT PROTEIN TAGESZIEL
....   ✗ ✓

CA. 1,5 BIS 2 LITER WASSER TÄGLICH

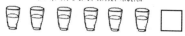

TAG

ESSEN UND TRINKEN

FRÜHSTÜCK

....
....
....
.... KALORIEN

SNACKS

....
....
....
.... KALORIEN

MITTAGESSEN

....
....
....
.... KALORIEN

ABENDESSEN

....
....
....
.... KALORIEN

GESAMTKALORIEN: .... ZIELKALORIEN: ....

DEFIZIT: ☺ ☐
ÜBERSCHUSS: ☹ ☐

BEWEGUNG & FITNESS

AKTIVITÄT / FITNESSÜBUNG	WIEDERHOLUNGEN	ZEIT
....	....	....
....	....	....
....	....	....
....	....	....
....	....	....

SCHLAFDAUER .... GEWICHT .... PROTEIN .... TAGESZIEL ✘ ✓

CA. 1,5 BIS 2 LITER WASSER TÄGLICH

🥛 🥛 🥛 🥛 🥛 🥛 ☐

TAG — ESSEN UND TRINKEN

FRÜHSTÜCK
....
....
....
.... KALORIEN

SNACKS
....
....
....
.... KALORIEN

MITTAGESSEN
....
....
....
.... KALORIEN

ABENDESSEN
....
....
....
.... KALORIEN

GESAMTKALORIEN: ....

ZIELKALORIEN: ....

DEFIZIT: ☺ ☐
ÜBERSCHUSS: ☹ ☐

BEWEGUNG & FITNESS

AKTIVITÄT / FITNESSÜBUNG	WIEDERHOLUNGEN	ZEIT
....	....	....
....	....	....
....	....	....
....	....	....
....	....	....

SCHLAFDAUER .... GEWICHT .... PROTEIN .... TAGESZIEL ✗ ✓

CA. 1,5 BIS 2 LITER WASSER TÄGLICH
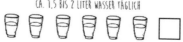

TAG

ESSEN UND TRINKEN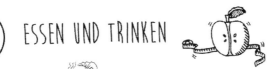

FRÜHSTÜCK

....
....
....
.... KALORIEN

SNACKS

....
....
....
.... KALORIEN

MITTAGESSEN

....
....
....
.... KALORIEN

ABENDESSEN

....
....
....
.... KALORIEN

GESAMTKALORIEN: .... ZIELKALORIEN: ....

DEFIZIT: 🙂 ☐
ÜBERSCHUSS: ☹ ☐

BEWEGUNG & FITNESS

AKTIVITÄT / FITNESSÜBUNG	WIEDERHOLUNGEN	ZEIT
....	....	....
....	....	....
....	....	....
....	....	....
....	....	....

SCHLAFDAUER   GEWICHT   PROTEIN   TAGESZIEL ✖ ✓

CA. 1,5 BIS 2 LITER WASSER TÄGLICH
🥛 🥛 🥛 🥛 🥛 🥛 ☐

MEINE KÖRPERMAßE

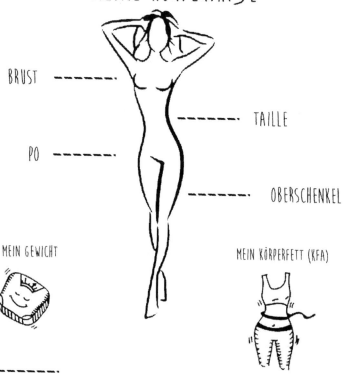

BRUST ------

TAILLE ------

PO ------

OBERSCHENKEL ------

MEIN GEWICHT

MEIN KÖRPERFETT (KFA)

VERÄNDERUNGEN (DIFFERENZ: + ODER -)

GEWICHT: TAILLE: PO:

KFA: BRUST: BEINE:

NOTIZEN & GEDANKEN

GESUNDHEITLICHER ZUSTAND

GEMÜTSZUSTAND

POSITIVE ERLEBNISSE / FORTSCHRITTE

NEGATIVE ERLEBNISSE / RÜCKSCHRITTE

LEARNINGS & ZIELE / VERBESSERUNG

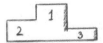

TAG — ESSEN UND TRINKEN

FRÜHSTÜCK

....
....
....
.... KALORIEN

SNACKS

....
....
....
.... KALORIEN

MITTAGESSEN

....
....
....
.... KALORIEN

ABENDESSEN

....
....
....
.... KALORIEN

GESAMTKALORIEN: .... ZIELKALORIEN: ....

DEFIZIT: ☺ ☐
ÜBERSCHUSS: ☹ ☐

BEWEGUNG & FITNESS

AKTIVITÄT / FITNESSÜBUNG	WIEDERHOLUNGEN	ZEIT
....	....	....
....	....	....
....	....	....
....	....	....
....	....	....

SCHLAFDAUER ....   GEWICHT ....   PROTEIN ....   TAGESZIEL ✘ ✓

CA. 1,5 BIS 2 LITER WASSER TÄGLICH

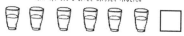

TAG

ESSEN UND TRINKEN

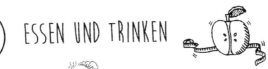

FRÜHSTÜCK

SNACKS

....
....
....
....
                                    KALORIEN   KALORIEN

MITTAGESSEN

ABENDESSEN

....
....
....
....
                                    KALORIEN   KALORIEN

GESAMTKALORIEN: .... ZIELKALORIEN: ....

DEFIZIT: ☺ ☐
ÜBERSCHUSS: ☹ ☐

BEWEGUNG & FITNESS

AKTIVITÄT / FITNESSÜBUNG	WIEDERHOLUNGEN	ZEIT
....	....	....
....	....	....
....	....	....
....	....	....
....	....	....

SCHLAFDAUER .... GEWICHT .... PROTEIN .... TAGESZIEL ✘ ✔

CA. 1,5 BIS 2 LITER WASSER TÄGLICH

☐ ☐ ☐ ☐ ☐ ☐ ☐

TAG — ESSEN UND TRINKEN

FRÜHSTÜCK

....
....
....
.... KALORIEN

MITTAGESSEN

....
....
....
.... KALORIEN

SNACKS

....
....
....
.... KALORIEN

ABENDESSEN

....
....
....
.... KALORIEN

GESAMTKALORIEN: ....   ZIELKALORIEN: ....

DEFIZIT: ☺ ☐
ÜBERSCHUSS: ☹ ☐

BEWEGUNG & FITNESS

AKTIVITÄT / FITNESSÜBUNG	WIEDERHOLUNGEN	ZEIT
....	....	....
....	....	....
....	....	....
....	....	....
....	....	....

SCHLAFDAUER ....   GEWICHT ....   PROTEIN ....   TAGESZIEL ✗ ✓

CA. 1,5 BIS 2 LITER WASSER TÄGLICH

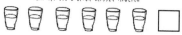

TAG

ESSEN UND TRINKEN

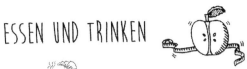

FRÜHSTÜCK

....
....
....
.... KALORIEN

SNACKS

....
....
....
.... KALORIEN

MITTAGESSEN

....
....
....
.... KALORIEN

ABENDESSEN

....
....
....
.... KALORIEN

GESAMTKALORIEN: .... ZIELKALORIEN: ....

DEFIZIT: ☺ ☐
ÜBERSCHUSS: ☹ ☐

BEWEGUNG & FITNESS

AKTIVITÄT / FITNESSÜBUNG	WIEDERHOLUNGEN	ZEIT
....	....	....
....	....	....
....	....	....
....	....	....
....	....	....

SCHLAFDAUER .... GEWICHT .... PROTEIN .... TAGESZIEL ✖ ✓

CA. 1,5 BIS 2 LITER WASSER TÄGLICH

🥛 🥛 🥛 🥛 🥛 🥛 ☐

TAG

ESSEN UND TRINKEN

FRÜHSTÜCK

....
....
....
....
KALORIEN

SNACKS

....
....
....
....
KALORIEN

MITTAGESSEN

....
....
....
....
KALORIEN

ABENDESSEN

....
....
....
....
KALORIEN

GESAMTKALORIEN: ....   ZIELKALORIEN: ....

DEFIZIT: ☺ ☐
ÜBERSCHUSS: ☹ ☐

BEWEGUNG & FITNESS

AKTIVITÄT / FITNESSÜBUNG	WIEDERHOLUNGEN	ZEIT
....	....	....
....	....	....
....	....	....
....	....	....
....	....	....

SCHLAFDAUER 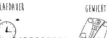 GEWICHT PROTEIN TAGESZIEL ✖ ✔

CA. 1,5 BIS 2 LITER WASSER TÄGLICH

      ☐

TAG

ESSEN UND TRINKEN

FRÜHSTÜCK

SNACKS

....
....
....
....
.... KALORIEN

....
....
....
....
.... KALORIEN

MITTAGESSEN

ABENDESSEN

....
....
....
....
.... KALORIEN

....
....
....
....
.... KALORIEN

GESAMTKALORIEN: .... ZIELKALORIEN: ....

DEFIZIT: 🙂 ☐
ÜBERSCHUSS: ☹ ☐

BEWEGUNG & FITNESS

AKTIVITÄT / FITNESSÜBUNG	WIEDERHOLUNGEN	ZEIT
....	....	....
....	....	....
....	....	....
....	....	....
....	....	....

SCHLAFDAUER   GEWICHT   PROTEIN   TAGESZIEL ✖ ✔

CA. 1,5 BIS 2 LITER WASSER TÄGLICH

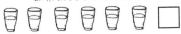

TAG

ESSEN UND TRINKEN

FRÜHSTÜCK

....
....
....
.... KALORIEN

SNACKS

....
....
....
.... KALORIEN

MITTAGESSEN

....
....
....
.... KALORIEN

ABENDESSEN

....
....
....
.... KALORIEN

GESAMTKALORIEN: .... ZIELKALORIEN: ....

DEFIZIT: ☺ ☐
ÜBERSCHUSS: ☹ ☐

BEWEGUNG & FITNESS

AKTIVITÄT / FITNESSÜBUNG	WIEDERHOLUNGEN	ZEIT
....	....	....
....	....	....
....	....	....
....	....	....
....	....	....

SCHLAFDAUER ....   GEWICHT ....   PROTEIN ....   TAGESZIEL ✗ ✓

CA. 1,5 BIS 2 LITER WASSER TÄGLICH

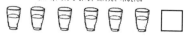

TAG

ESSEN UND TRINKEN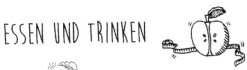

FRÜHSTÜCK

....
....
....
....
KALORIEN

SNACKS

....
....
....
....
KALORIEN

MITTAGESSEN

....
....
....
....
KALORIEN

ABENDESSEN

....
....
....
....
KALORIEN

GESAMTKALORIEN: ....   ZIELKALORIEN: ....

DEFIZIT: ☺ ☐
ÜBERSCHUSS: ☹ ☐

BEWEGUNG & FITNESS

AKTIVITÄT / FITNESSÜBUNG	WIEDERHOLUNGEN	ZEIT
....	....	....
....	....	....
....	....	....
....	....	....
....	....	....

SCHLAFDAUER   GEWICHT   PROTEIN   TAGESZIEL ✖ ✓

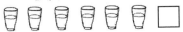

CA. 1,5 BIS 2 LITER WASSER TÄGLICH
🥛 🥛 🥛 🥛 🥛 🥛 ☐

MEINE KÖRPERMAßE

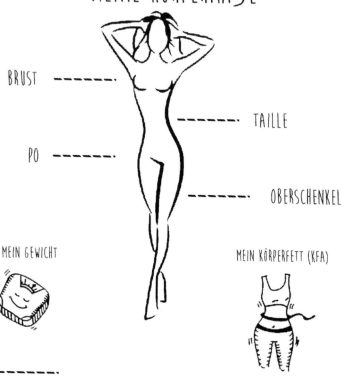

BRUST -------- .

-------- . TAILLE

PO -------- .

-------- . OBERSCHENKEL

MEIN GEWICHT

MEIN KÖRPERFETT (KFA)

VERÄNDERUNGEN (DIFFERENZ: + ODER -)

GEWICHT: TAILLE: PO:

KFA: BRUST: BEINE:

NOTIZEN & GEDANKEN

GESUNDHEITLICHER ZUSTAND

GEMÜTSZUSTAND

POSITIVE ERLEBNISSE / FORTSCHRITTE

NEGATIVE ERLEBNISSE / RÜCKSCHRITTE

LEARNINGS & ZIELE / VERBESSERUNG
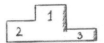

TAG

ESSEN UND TRINKEN

FRÜHSTÜCK

....
....
....
.... KALORIEN

SNACKS

....
....
....
.... KALORIEN

MITTAGESSEN

....
....
....
.... KALORIEN

ABENDESSEN

....
....
....
.... KALORIEN

GESAMTKALORIEN: .... ZIELKALORIEN: ....

DEFIZIT: ☺ ☐
ÜBERSCHUSS: ☹ ☐

BEWEGUNG & FITNESS

AKTIVITÄT / FITNESSÜBUNG	WIEDERHOLUNGEN	ZEIT
....	....	....
....	....	....
....	....	....
....	....	....
....	....	....

SCHLAFDAUER .... GEWICHT .... PROTEIN .... TAGESZIEL ✗ ✓

CA. 1,5 BIS 2 LITER WASSER TÄGLICH

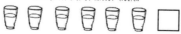

TAG

ESSEN UND TRINKEN

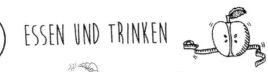

FRÜHSTÜCK

------------------------------- ---------

------------------------------- ---------

------------------------------- ---------

------------------------------- KALORIEN

SNACKS

------------------------------- ---------

------------------------------- ---------

------------------------------- ---------

------------------------------- KALORIEN

MITTAGESSEN

------------------------------- ---------

------------------------------- ---------

------------------------------- ---------

------------------------------- KALORIEN

ABENDESSEN

------------------------------- ---------

------------------------------- ---------

------------------------------- ---------

------------------------------- KALORIEN

GESAMTKALORIEN: .... ZIELKALORIEN: ....

DEFIZIT: 🙂 ☐
ÜBERSCHUSS: ☹ ☐

BEWEGUNG & FITNESS

AKTIVITÄT / FITNESSÜBUNG	WIEDERHOLUNGEN	ZEIT

SCHLAFDAUER · · · · · GEWICHT · · · · · PROTEIN · · · · · TAGESZIEL ✖ ✔

CA. 1,5 BIS 2 LITER WASSER TÄGLICH

🥛 🥛 🥛 🥛 🥛 🥛 ☐

TAG

ESSEN UND TRINKEN

FRÜHSTÜCK

....
....
....
.... KALORIEN

SNACKS

....
....
....
.... KALORIEN

MITTAGESSEN

....
....
....
.... KALORIEN

ABENDESSEN

....
....
....
.... KALORIEN

GESAMTKALORIEN: .... ZIELKALORIEN: ....

DEFIZIT: ☺ ☐
ÜBERSCHUSS: ☹ ☐

BEWEGUNG & FITNESS

AKTIVITÄT / FITNESSÜBUNG	WIEDERHOLUNGEN	ZEIT
....	....	....
....	....	....
....	....	....
....	....	....
....	....	....

SCHLAFDAUER .... GEWICHT .... PROTEIN .... TAGESZIEL ✖ ✔

CA. 1,5 BIS 2 LITER WASSER TÄGLICH

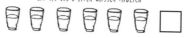

TAG _____ ESSEN UND TRINKEN

FRÜHSTÜCK

....
....
....
....
KALORIEN

SNACKS

....
....
....
....
KALORIEN

MITTAGESSEN

....
....
....
....
KALORIEN

ABENDESSEN

....
....
....
....
KALORIEN

GESAMTKALORIEN: ....

ZIELKALORIEN: ....

DEFIZIT: 🙂 ☐
ÜBERSCHUSS: 🙁 ☐

BEWEGUNG & FITNESS

AKTIVITÄT / FITNESSÜBUNG	WIEDERHOLUNGEN	ZEIT
....	....	....
....	....	....
....	....	....
....	....	....
....	....	....

SCHLAFDAUER   GEWICHT   PROTEIN   TAGESZIEL
                                                        ✖ ✓

CA. 1,5 BIS 2 LITER WASSER TÄGLICH

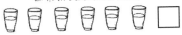

TAG

ESSEN UND TRINKEN

FRÜHSTÜCK

SNACKS

....
....
....
.... KALORIEN
....
....
....
.... KALORIEN

MITTAGESSEN

ABENDESSEN

....
....
....
.... KALORIEN
....
....
....
.... KALORIEN

GESAMTKALORIEN: .... ZIELKALORIEN: ....

DEFIZIT: ☺ ☐
ÜBERSCHUSS: ☹ ☐

BEWEGUNG & FITNESS

AKTIVITÄT / FITNESSÜBUNG	WIEDERHOLUNGEN	ZEIT
....	....	....
....	....	....
....	....	....
....	....	....
....	....	....

SCHLAFDAUER   GEWICHT   PROTEIN   TAGESZIEL ✗ ✓

CA. 1,5 BIS 2 LITER WASSER TÄGLICH

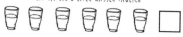

TAG

ESSEN UND TRINKEN

FRÜHSTÜCK

KALORIEN

SNACKS

KALORIEN

MITTAGESSEN

KALORIEN

ABENDESSEN

KALORIEN

GESAMTKALORIEN: ....   ZIELKALORIEN: ....

DEFIZIT: ☺ ☐
ÜBERSCHUSS: ☹ ☐

BEWEGUNG & FITNESS

AKTIVITÄT / FITNESSÜBUNG	WIEDERHOLUNGEN	ZEIT
--------------------	--------------------	---------
--------------------	--------------------	---------
--------------------	--------------------	---------
--------------------	--------------------	---------
--------------------	--------------------	---------

SCHLAFDAUER   GEWICHT   PROTEIN   TAGESZIEL ✖ ✔

CA. 1,5 BIS 2 LITER WASSER TÄGLICH

☐ ☐ ☐ ☐ ☐ ☐ ☐

TAG

ESSEN UND TRINKEN

FRÜHSTÜCK

SNACKS

....
....
....
....
KALORIEN

....
....
....
....
KALORIEN

MITTAGESSEN

ABENDESSEN

....
....
....
....
KALORIEN

....
....
....
....
KALORIEN

GESAMTKALORIEN: .... ZIELKALORIEN: ....

DEFIZIT: ☺ ☐
ÜBERSCHUSS: ☹ ☐

BEWEGUNG & FITNESS

AKTIVITÄT / FITNESSÜBUNG   WIEDERHOLUNGEN   ZEIT

....
....
....
....
....

SCHLAFDAUER   GEWICHT   PROTEIN   TAGESZIEL
                                                  ✗ ✓

CA. 1,5 BIS 2 LITER WASSER TÄGLICH

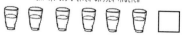

TAG

ESSEN UND TRINKEN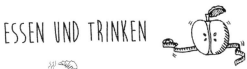

FRÜHSTÜCK

....
....
....

KALORIEN

SNACKS

....
....
....

KALORIEN

MITTAGESSEN

....
....
....

KALORIEN

ABENDESSEN

....
....
....

KALORIEN

GESAMTKALORIEN: .... ZIELKALORIEN: ....

DEFIZIT: 🙂 ☐
ÜBERSCHUSS: 🙁 ☐

BEWEGUNG & FITNESS

AKTIVITÄT / FITNESSÜBUNG	WIEDERHOLUNGEN	ZEIT
....	....	....
....	....	....
....	....	....
....	....	....
....	....	....

SCHLAFDAUER   GEWICHT   PROTEIN   TAGESZIEL
....   ✗ ✓

CA. 1,5 BIS 2 LITER WASSER TÄGLICH

🥛 🥛 🥛 🥛 🥛 🥛 ☐

MEINE KÖRPERMAßE

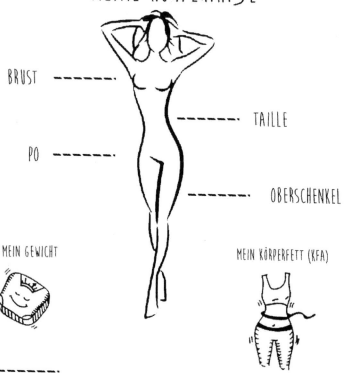

BRUST ------

TAILLE ------

PO ------

OBERSCHENKEL ------

MEIN GEWICHT

MEIN KÖRPERFETT (KFA)

VERÄNDERUNGEN (DIFFERENZ: + ODER -)

GEWICHT: TAILLE: PO:

KFA: BRUST: BEINE:

NOTIZEN & GEDANKEN

GESUNDHEITLICHER ZUSTAND

GEMÜTSZUSTAND

POSITIVE ERLEBNISSE / FORTSCHRITTE

NEGATIVE ERLEBNISSE / RÜCKSCHRITTE

LEARNINGS & ZIELE / VERBESSERUNG

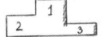

TAG

ESSEN UND TRINKEN

FRÜHSTÜCK

....
....
....
.... KALORIEN

SNACKS

....
....
....
.... KALORIEN

MITTAGESSEN

....
....
....
.... KALORIEN

ABENDESSEN

....
....
....
.... KALORIEN

GESAMTKALORIEN: .... ZIELKALORIEN: ....

DEFIZIT: ☺ ☐
ÜBERSCHUSS: ☹ ☐

BEWEGUNG & FITNESS

AKTIVITÄT / FITNESSÜBUNG	WIEDERHOLUNGEN	ZEIT
....	....	....
....	....	....
....	....	....
....	....	....
....	....	....
....	....	....

SCHLAFDAUER ....   GEWICHT ....   PROTEIN ....   TAGESZIEL ✖ ✔

CA. 1,5 BIS 2 LITER WASSER TÄGLICH

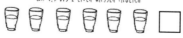

TAG

ESSEN UND TRINKEN

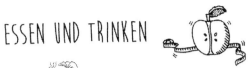

FRÜHSTÜCK

....
....
....
....
                                    KALORIEN

SNACKS

....
....
....
....
                                    KALORIEN

MITTAGESSEN

....
....
....
....
                                    KALORIEN

ABENDESSEN

....
....
....
....
                                    KALORIEN

GESAMTKALORIEN: .... ZIELKALORIEN: ....

DEFIZIT: ☺ ☐
ÜBERSCHUSS: ☹ ☐

BEWEGUNG & FITNESS

AKTIVITÄT / FITNESSÜBUNG	WIEDERHOLUNGEN	ZEIT
....	....	....
....	....	....
....	....	....
....	....	....
....	....	....

SCHLAFDAUER   GEWICHT   PROTEIN   TAGESZIEL
....   ✖ ✓

CA. 1,5 BIS 2 LITER WASSER TÄGLICH

    ☐

TAG

ESSEN UND TRINKEN

FRÜHSTÜCK

....
....
....
.... KALORIEN

SNACKS

....
....
....
.... KALORIEN

MITTAGESSEN

....
....
....
.... KALORIEN

ABENDESSEN

....
....
....
.... KALORIEN

GESAMTKALORIEN: ....
ZIELKALORIEN: ....

DEFIZIT: ☺ ☐
ÜBERSCHUSS: ☹ ☐

BEWEGUNG & FITNESS

AKTIVITÄT / FITNESSÜBUNG	WIEDERHOLUNGEN	ZEIT
....	....	....
....	....	....
....	....	....
....	....	....
....	....	....

SCHLAFDAUER .... GEWICHT .... PROTEIN .... TAGESZIEL ✘ ✓

CA. 1,5 BIS 2 LITER WASSER TÄGLICH

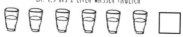

TAG

ESSEN UND TRINKEN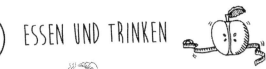

FRÜHSTÜCK

------- -------
------- -------
------- -------
------- -------

SNACKS

------- -------
------- -------
------- -------
------- -------

MITTAGESSEN — KALORIEN

------- -------
------- -------
------- -------
------- KALORIEN

ABENDESSEN — KALORIEN

------- -------
------- -------
------- -------
------- KALORIEN

GESAMTKALORIEN: ....   ZIELKALORIEN: ....

DEFIZIT: :) ☐
ÜBERSCHUSS: :(☐

BEWEGUNG & FITNESS

AKTIVITÄT / FITNESSÜBUNG	WIEDERHOLUNGEN	ZEIT
-------	-------	-------
-------	-------	-------
-------	-------	-------
-------	-------	-------
-------	-------	-------

SCHLAFDAUER   GEWICHT   PROTEIN   TAGESZIEL ✘ ✓

CA. 1,5 BIS 2 LITER WASSER TÄGLICH

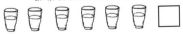

TAG

ESSEN UND TRINKEN

FRÜHSTÜCK

....
....
....
.... KALORIEN

SNACKS

....
....
....
.... KALORIEN

MITTAGESSEN

....
....
....
.... KALORIEN

ABENDESSEN

....
....
....
.... KALORIEN

GESAMTKALORIEN: .... ZIELKALORIEN: ....

DEFIZIT: ☺ ☐
ÜBERSCHUSS: ☹ ☐

BEWEGUNG & FITNESS

AKTIVITÄT / FITNESSÜBUNG	WIEDERHOLUNGEN	ZEIT
....	....	....
....	....	....
....	....	....
....	....	....
....	....	....

SCHLAFDAUER .... GEWICHT .... PROTEIN .... TAGESZIEL ✗ ✓

CA. 1,5 BIS 2 LITER WASSER TÄGLICH

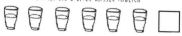

TAG

ESSEN UND TRINKEN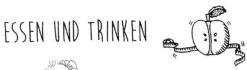

FRÜHSTÜCK   SNACKS

....
....
....
.... KALORIEN .... KALORIEN

MITTAGESSEN   ABENDESSEN

....
....
....
.... KALORIEN .... KALORIEN

GESAMTKALORIEN: ....   ZIELKALORIEN: ....

DEFIZIT: ☺ ☐
ÜBERSCHUSS: ☹ ☐

BEWEGUNG & FITNESS

AKTIVITÄT / FITNESSÜBUNG   WIEDERHOLUNGEN   ZEIT

....
....
....
....
....

SCHLAFDAUER   GEWICHT   PROTEIN   TAGESZIEL
        ....   ✖ ✓

CA. 1,5 BIS 2 LITER WASSER TÄGLICH

🥛 🥛 🥛 🥛 🥛 🥛 ☐

TAG

ESSEN UND TRINKEN

FRÜHSTÜCK

....
....
....
....
KALORIEN

SNACKS

....
....
....
....
KALORIEN

MITTAGESSEN

....
....
....
....
KALORIEN

ABENDESSEN

....
....
....
....
KALORIEN

GESAMTKALORIEN: ....

ZIELKALORIEN: ....

DEFIZIT: 😊 ☐
ÜBERSCHUSS: ☹ ☐

BEWEGUNG & FITNESS

AKTIVITÄT / FITNESSÜBUNG	WIEDERHOLUNGEN	ZEIT
....	....	....
....	....	....
....	....	....
....	....	....
....	....	....

SCHLAFDAUER   GEWICHT   PROTEIN   TAGESZIEL
                                                        ✗   ✓

CA. 1,5 BIS 2 LITER WASSER TÄGLICH

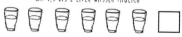

TAG

ESSEN UND TRINKEN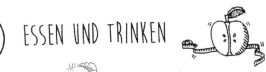

FRÜHSTÜCK

----------- -----------
----------- -----------
----------- -----------
----------- KALORIEN

SNACKS

----------- -----------
----------- -----------
----------- -----------
----------- KALORIEN

MITTAGESSEN

----------- -----------
----------- -----------
----------- -----------
----------- KALORIEN

ABENDESSEN

----------- -----------
----------- -----------
----------- -----------
----------- KALORIEN

GESAMTKALORIEN: .... ZIELKALORIEN: ....

DEFIZIT: :) ☐
ÜBERSCHUSS: :(☐

BEWEGUNG & FITNESS

AKTIVITÄT / FITNESSÜBUNG	WIEDERHOLUNGEN	ZEIT
-----------	-----------	-----------
-----------	-----------	-----------
-----------	-----------	-----------
-----------	-----------	-----------
-----------	-----------	-----------

SCHLAFDAUER   GEWICHT   PROTEIN   TAGESZIEL ✘ ✓

CA. 1,5 BIS 2 LITER WASSER TÄGLICH

🥛 🥛 🥛 🥛 🥛 🥛 ☐

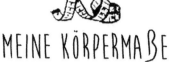

MEINE KÖRPERMASSE

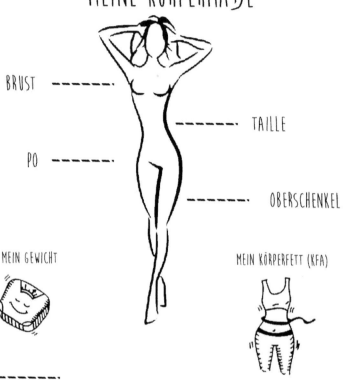

BRUST --------

-------- TAILLE

PO --------

-------- OBERSCHENKEL

MEIN GEWICHT

MEIN KÖRPERFETT (KFA)

VERÄNDERUNGEN (DIFFERENZ: + ODER -)

GEWICHT: TAILLE: PO:

KFA: BRUST: BEINE:

NACHHER

ERFOLGE

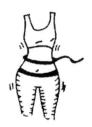

KÖRPERFETTANTEIL

VORHER: JETZT:

VERBESSERUNG:

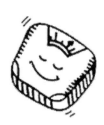

GEWICHT

VORHER: JETZT:

VERBESSERUNG:

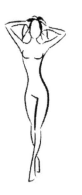

KÖRPERMASSEN

BRUST: BEINE:

TAILLE: PO:

VERBESSERUNG (CM GESAMT):

GESUNDHEITLICHE VERFASSUNG

GEMÜTSZUSTAND

SONSTIGE VERÄNDERUNGEN / RESÜMEE

FINSIHED

Impressum

Autor: Lowcarbguides / Lea Sophie

Vertreten durch:

Texte: © Copyright by

Felix Herdemertens | Danzigerstraße 4 | 26789 Leer | E-Mail: fehemarketing@gmx.de

Alle Rechte vorbehalten.

Tag der Veröffentlichung: 22.03.2017

Das Werk, einschließlich seiner Teile, ist urheberrechtlich geschützt. Jede Verwertung ist ohne Zustimmung des Autors unzulässig. Dies gilt insbesondere für die elektronische oder sonstige Vervielfältigung, Übersetzung, Verbreitung und öffentliche Zugänglichmachung.

Printed in Poland
by Amazon Fulfillment
Poland Sp. z o.o., Wrocław